炎症性肠病标准数据集

（2021版）

组织编写　中华医学会消化病学分会
　　　　　中山大学附属第一医院
　　　　　中山大学附属第六医院
　　　　　浙江大学医学院附属邵逸夫医院
　　　　　中国医学科学院北京协和医院

技术支持　北京嘉和海森健康科技有限公司

人民卫生出版社
·北　京·

版权所有，侵权必究！

图书在版编目（CIP）数据

炎症性肠病标准数据集：2021 版 / 中华医学会消化
病学分会等组织编写 . —— 北京：人民卫生出版社，
2021.10
　ISBN 978-7-117-32173-0

　Ⅰ.①炎…　Ⅱ.①中…　Ⅲ.①肠炎 – 诊疗 – 标准 – 数
据集 – 中国　Ⅳ.① R516.1-65

　中国版本图书馆 CIP 数据核字（2021）第 203104 号

人卫智网　www.ipmph.com	医学教育、学术、考试、健康，购书智慧智能综合服务平台	
人卫官网　www.pmph.com	人卫官方资讯发布平台	

炎症性肠病标准数据集（2021 版）
Yanzhengxingchangbing Biaozhun Shujuji（2021 Ban）

组织编写：中华医学会消化病学分会
　　　　　中山大学附属第一医院
　　　　　中山大学附属第六医院
　　　　　浙江大学医学院附属邵逸夫医院
　　　　　中国医学科学院北京协和医院
出版发行：人民卫生出版社（中继线 010-59780011）
地　　址：北京市朝阳区潘家园南里 19 号
邮　　编：100021
E－mail：pmph@pmph.com

购书热线：010-59787592　010-59787584　010-65264830
印　　刷：北京顶佳世纪印刷有限公司
经　　销：新华书店
开　　本：787×1092　　1/16　　**印张**：6
字　　数：117 千字
版　　次：2021 年 10 月第 1 版
印　　次：2021 年 11 月第 1 次印刷
标准书号：ISBN 978-7-117-32173-0
定　　价：49.00 元

主 编

陈旻湖　钱家鸣

副主编

高　翔　曹　倩

编　委（按姓氏笔画排序）

王　毅　王卓青　龙思哲　叶子茵　刘建勋　刘秋生　刘蓉蓓　刘翰腾　李子平　杨　红　肖良成　吴震天
邱　云　余俊蓉　宋新明　张　宁　张武军　张继松　张敦明　陈志辉　陈旻湖　陈瑜君　林　琳　林晓清
晁　康　钱家鸣　高　翔　黄斯韵　曹　倩　曾志荣　谢晓燕　谢浩生

致谢以下工作人员对数据集提供的技术支持

陈联忠　甘　伟　牛明芳　邢玉龙　赵士洁　李　堂　陈耀坤

前言

　　炎症性肠病(inflammatory bowel disease,IBD)是一类原因未明的慢性消化道炎症性疾病,包括溃疡性结肠炎(ulcerative colitis,UC)及克罗恩病(Crohn disease,CD)。IBD 多发于青壮年,病情迁延不愈,并发症发生率高,严重影响患者的生活质量。IBD 已经成为工业化国家消化系统常见病。在过去的 20 年中,IBD 发病率在包括我国在内的新兴工业化国家快速上升。据 2014 年中国疾病预防控制中心的数据,中国 2005—2014 年间 IBD 总病例约为 35 万例。据估计,到 2025 年,中国的 IBD 患者将达到 150 万人。由于 IBD 病程长、病情复杂、易误诊误治,诊疗往往需要中心化,患者也需要长期随访。近年来,治疗 IBD 的各类新药不断涌现,需要进行临床验证。为了提高 IBD 疾病的诊疗水平,加快临床科研成果转化,建立标准化 IBD 数据库是必由之路。

　　随着信息技术的高速发展,医疗大数据和人工智能已在许多疾病的诊断和治疗中发挥重要作用,帮助临床医师总结经验,提升疾病的诊治水平,达到精准治疗的目的,赋能临床、科研、教学等多个环节。但目前全国医院信息化建设标准与规范的落实尚处于起步阶段,不同医院、不同承建商信息系统的数据结构和标准存在较大差异,数据交互、整合、共享存在较大困难。由于 IBD 的致病因素和发病机制复杂、资料获取途径广泛且分散,高价值 IBD 数据资源的可及性、整合性、采集便捷性仍有待提升。针对 IBD 的疾病特点,建立规范且统一的标准基础数据集、标准核心数据集,打破数据壁垒,形成长期、连续、动态、多源、大规模的专病数据积累,促进丰富的临床病例资源向宝贵的医学研究资源转化,具有重要的临床意义。

　　中华医学会消化病学分会根据 IBD 的疾病特点,组织中山大学附属第一医院、中山大学附属第六医院、中国医学科学院北京协和医院及浙江大学医学院附属邵逸夫医院等国内开展 IBD 临床诊疗与研究比较成熟的中心,共同编写了基于行业指南、专家共识、术语规范的 IBD 标准数据集。通过嘉和海森大数据科研平台标准建设,将分散于院内不同信息系统的临床诊疗数据通过信息采集、清洗、存储、整合等步骤集成云端数据中心,利用自然语言归一、结构化处理、患者主索引(enterprise master patient index,EMPI)等先进的机器学习和人工智能技术,对信息数据以患者为维度进行规范集成、深度挖掘、多场景应用;同时,也支持将不同联盟医院的数据资源，通过多中心专病库数据共享平台进行连接交互，为后续基于真实世界大数据的多中心研究提供数据和技术基础，推动 IBD 数据标准化建设，为我国 IBD 的临床规范化诊疗与多中心研究打下坚实基础。

我们组织编写《炎症性肠病标准数据集（2021 版）》，以供国内同行参考，也希望大家在使用过程中不断发现本数据集的不足，及时向我们反馈。我们将在今后工作中不断完善本数据集，为我国 IBD 的数据库建设及临床研究尽微薄之力。

陈旻湖
中山大学附属第一医院消化内科教授
中华医学会消化病学分会主任委员
2021 年 3 月 9 日

目录

一、炎症性肠病标准基础数据集

1. 患者人口学信息

模块名称	参考标准		
患者人口学信息	中华人民共和国卫生行业标准 WS 445.10—2014 电子病历基本数据集　第 10 部分：住院病案首页		

序号	数据元名称	值域 / 数据类型	数据加工类型
1.1	患者姓名	文本	v1: 直接映射
1.2	性别	男, 女, 未知, 未说明	v1: 直接映射
1.3	身份证号	文本	v1: 直接映射
1.4	婚姻状态	未婚, 已婚, 离异, 丧偶	v1: 直接映射
1.5	年龄	数值	v1: 直接映射
1.6	血型	A 型, B 型, O 型, AB 型	v1: 直接映射
1.7	出生日期	YYYY-MM-DD	v1: 直接映射
1.8	职业	国家公务员, 专业技术人员, 职员, 企业管理人员, 工人, 农民, 学生, 现役军人, 自由职业者, 个体经营者, 无业人员, 退 (离) 休人员, 其他	v1: 直接映射

序号	数据元名称	值域/数据类型	数据加工类型
1.9	教育程度	文盲,小学,初中,中专,高中,大专,本科,硕士及以上,其他	v1: 直接映射
1.10	国籍	文本	v1: 直接映射
1.11	籍贯	文本	v1: 直接映射
1.12	民族	汉族,其他	v1: 直接映射
1.13	出生地	文本	v1: 直接映射
1.14	现住址	文本	v1: 直接映射
1.15	住宅电话	文本	v1: 直接映射
1.16	联系人	文本	v1: 直接映射
1.17	联系人电话	文本	v1: 直接映射

1.

患者人口学信息

2. 就诊记录

模块名称	参考标准
就诊记录	中华人民共和国卫生行业标准 WS 445.10—2014 电子病历基本数据集　第 10 部分：住院病案首页

序号	子模块	数据元名称	值域 / 数据类型	数据加工类型
2.1.1	病案首页	住院号	文本	v1: 直接映射
2.1.2	病案首页	入院日期	YYYY–MM–DD	v1: 直接映射
2.1.3	病案首页	住院天数	数值	v1: 直接映射
2.1.4	病案首页	住院总费用	数值	v1: 直接映射
2.1.5	病案首页	是否入住 ICU	是,否	v3: 逻辑加工
2.1.6	病案首页	ICU 天数	数值	v1: 直接映射
2.2.1	病案首页	出院日期	YYYY–MM–DD	v1: 直接映射
2.2.2	病案首页	是否死亡	是,否	v3: 逻辑加工
2.2.3	病案首页	死亡时间	YYYY–MM–DD	v1: 直接映射

序号	子模块	数据元名称	值域/数据类型	数据加工类型
2.2.4	病案首页	死亡原因	文本	v1: 直接映射
2.2.5	病案首页	非医嘱离院	是,否	v3: 逻辑加工
2.3.1	门诊记录	门诊号	文本	v1: 直接映射
2.3.2	门诊记录	就诊日期	YYYY-MM-DD	v1: 直接映射
2.3.3	门诊记录	就诊科室	文本	v1: 直接映射

2.
就诊记录

3. 现病史

模块名称	参考标准
现病史	中华人民共和国卫生行业标准 WS 445.10—2014 电子病历基本数据集　第 10 部分：住院病案首页 病历书写基本规范（2010 年版） HL7 China CDA 规范——出院摘要（试行） 炎症性肠病诊断与治疗的共识意见（2018 年·北京）

序号	子模块	数据元名称	值域 / 数据类型	数据加工类型
3.1	现病史	确诊时间	YYYY-MM-DD	v2:NLP+ 归一
3.2	现病史	起病时间	YYYY-MM-DD	v2:NLP+ 归一
3.3	现病史	症状	黏液脓血便,腹痛,腹泻,恶心,呕吐,腹胀,发热,体重减轻,肛周肿痛,里急后重,便秘,食欲减退	v2:NLP+ 归一
3.4	现病史	腹痛部位	文本	v2:NLP+ 归一
3.5	现病史	伴随症状	关节痛,脱发,皮疹,口腔溃疡,外阴溃疡,乏力,盗汗	v2:NLP+ 归一

序号	子模块	数据元名称	值域/数据类型	数据加工类型
3.6	现病史	氨基水杨酸制剂用药史	无,柳氮磺吡啶,巴柳氮,奥沙拉秦,美沙拉秦(片剂、颗粒剂、栓剂、灌肠剂、泡沫剂、凝胶剂)	v2:NLP+归一
3.7	现病史	激素类用药史	无,泼尼松,甲泼尼龙,地塞米松,布地奈德	v2:NLP+归一
3.8	现病史	免疫抑制剂类用药史	无,硫唑嘌呤,甲氨蝶呤,巯嘌呤,环孢素,沙利度胺	v2:NLP+归一
3.9	现病史	生物制剂类用药史	无,英夫利西单抗,阿达木单抗,维得利珠单抗,乌司奴单抗,临床试验,其他	v2:NLP+归一
3.10	现病史	临床试验用药	是,否	v2:NLP+归一
3.11	现病史	是否有手术史	是,否	v2:NLP+归一
3.12	现病史	手术名称	文本	v2:NLP+归一
3.13	现病史	手术方式	文本	v2:NLP+归一
3.14	现病史	手术时间	YYYY-MM-DD	v2:NLP+归一

3.
现病史

4. 既往史

模块名称	参考标准
既往史	中华人民共和国卫生行业标准 WS 445.12—2014 电子病历基本数据集　第 12 部分：入院记录 病历书写基本规范(2010 年版)

序号	子模块	数据元名称	值域 / 数据类型	数据加工类型
4.1	既往史	既往疾病	文本	v2:NLP+ 归一
4.2	既往史	结核病史	是,否	v2:NLP+ 归一
4.3	既往史	药物过敏史	是,否	v2:NLP+ 归一
4.4	既往史	过敏药物名称	文本	v2:NLP+ 归一
4.5	既往史	手术史	是,否	v2:NLP+ 归一
4.6	既往史	手术名称	文本	v2:NLP+ 归一
4.7	既往史	手术时间	YYYY-MM-DD	v2:NLP+ 归一

5. 个人史

模块名称	参考标准
个人史	中华人民共和国卫生行业标准 WS 445.12—2014 电子病历基本数据集　第 12 部分: 入院记录 病历书写基本规范(2010 年版)

序号	子模块	数据元名称	值域 / 数据类型	数据加工类型
5.1	个人史	吸烟史	是,否	v2:NLP+ 归一
5.2	个人史	日吸烟量(单位: 支 /d)	数值	v2:NLP+ 归一
5.3	个人史	烟龄	数值	v2:NLP+ 归一
5.4	个人史	是否戒烟	是,否	v2:NLP+ 归一
5.5	个人史	戒烟年数(单位: 年)	数值	v2:NLP+ 归一
5.6	个人史	饮酒史	是,否	v2:NLP+ 归一
5.7	个人史	日饮酒量(单位: g/d)	数值	v2:NLP+ 归一
5.8	个人史	饮酒年数	数值	v2:NLP+ 归一

序号	子模块	数据元名称	值域 / 数据类型	数据加工类型
5.9	个人史	是否戒酒	是, 否	v2:NLP+ 归一
5.10	个人史	戒酒年数	数值	v2:NLP+ 归一
5.11	个人史	常住地	文本	v2:NLP+ 归一

6. 家族史

模块名称	参考标准
家族史	中华人民共和国卫生行业标准 WS 445.12—2014 电子病历基本数据集　第 12 部分：入院记录

序号	子模块	数据元名称	值域 / 数据类型	数据加工类型
6.1	家族史	家族史	是,否	v2 :NLP+ 归一
6.2	家族史	家族疾病名称	IBD 家族史,肠癌家族史,其他	v2 :NLP+ 归一
6.3	家族史	家族疾病亲属关系	文本	v2 :NLP+ 归一

7. 体格检查

模块名称	参考标准
体格检查	中华人民共和国卫生行业标准 WS 445.12—2014 电子病历基本数据集　第 12 部分：入院记录 病历书写基本规范(2010 年版) HL7 China CDA 规范——出院摘要(试行)

序号	数据元名称	值域 / 数据类型	数据加工类型
7.1	体温(单位：℃)	数值	v2:NLP+ 归一
7.2	身高(单位：cm)	数值	v2:NLP+ 归一
7.3	体重(单位：kg)	数值	v2:NLP+ 归一
7.4	体重指数(BMI)	数值	v2:NLP+ 归一
7.5	脉搏(单位：次 /min)	数值	v2:NLP+ 归一
7.6	心率(单位：次 /min)	数值	v2:NLP+ 归一
7.7	收缩压(单位：mmHg)	数值	v2:NLP+ 归一

序号	数据元名称	值域/数据类型	数据加工类型
7.8	舒张压(单位:mmHg)	数值	v2:NLP+归一
7.9	检查时间	YYYY-MM-DD	v2:NLP+归一
7.10	腹部压痛	是,否	v2:NLP+归一
7.11	压痛部位	左上腹,左下腹,右上腹,右下腹,脐周	v2:NLP+归一
7.12	发育迟缓	是,否	v2:NLP+归一
7.13	腹部包块	是,否	v2:NLP+归一
7.14	腹壁外瘘	是,否	v2:NLP+归一
7.15	肛周病变	是,否	v2:NLP+归一
7.16	皮疹	是,否	v2:NLP+归一
7.17	关节病变	是,否	v2:NLP+归一
7.18	口腔溃疡	是,否	v2:NLP+归一

7.
体格检查

8. 诊断信息

模块名称	参考标准
诊断信息	国际疾病分类（ICD-10）

序号	子模块	数据元名称	值域 / 数据类型	数据加工类型
8.1	诊断	诊断来源	门诊，出院	v2:NLP+ 归一
8.2	诊断	主要诊断	克罗恩病，溃疡性结肠炎，炎症性肠病未定型	v2:NLP+ 归一
8.3	克罗恩病蒙特利尔分型	确诊年龄（A）	A1：≤ 16 岁 A2：17 ～ 40 岁 A3：> 40 岁	v2:NLP+ 归一
8.4	克罗恩病蒙特利尔分型	病变部位（L）	L1：回肠末端 L2：结肠 L3：回结肠 L4：上消化道 L1+L4：回肠末端 + 上消化道 L2+L4：结肠 + 上消化道 L3+L4：回结肠 + 上消化道	v2:NLP+ 归一

一、炎症性肠病标准基础数据集

序号	子模块	数据元名称	值域 / 数据类型	数据加工类型
8.5	克罗恩病蒙特利尔分型	疾病行为（B）	B1：非狭窄非穿透 B2：狭窄 B3：穿透 B1p：非狭窄非穿透 + 肛周病变 B2p：狭窄 + 肛周病变 B3p：穿透 + 肛周病变	v2:NLP+ 归一
8.6	克罗恩病蒙特利尔分型	疾病分期	活动期, 缓解期	v2:NLP+ 归一
8.7	克罗恩病蒙特利尔分型	疾病活动度	轻度, 中度, 重度	v2:NLP+ 归一
8.8	克罗恩病 CDAI 评分	总分	数值	
8.9	克罗恩病 CDAI 评分	克罗恩病严重程度	< 150 分：缓解期 150（包含）～ 220 分：活动期轻度 220（包含）～ 450 分：活动期中度 > 450 分（包含）：活动期重度	v3：逻辑加工
8.10	溃疡性结肠炎疾病分型	临床分型	初发型, 慢性复发型	v2:NLP+ 归一
8.11	溃疡性结肠炎疾病分型	病变部位（E）	E1：直肠型 E2：左半结肠型 E3：广泛结肠型	v2:NLP+ 归一
8.12	溃疡性结肠炎疾病分型	疾病分期	活动期, 缓解期	v2:NLP+ 归一
8.13	溃疡性结肠炎疾病分型	疾病活动度	轻度, 中度, 重度	v2:NLP+ 归一

8.
诊断信息

序号	子模块	数据元名称	值域 / 数据类型	数据加工类型
8.14	溃疡性结肠炎疾病分型	肠外表现	皮肤黏膜表现(坏疽性脓皮病、结节性红斑、口腔溃疡等),眼部病变(虹膜炎、葡萄膜炎等),胆道疾病(原发性硬化性胆管炎),关节损伤(外周关节炎、强直性脊柱炎等)	v3: 逻辑加工
8.15	溃疡性结肠炎疾病分型	并发症、合并症	难辨梭状芽孢杆菌感染,真菌感染,巨细胞病毒感染,肠梗阻,肠穿孔,中毒性巨结肠	v3: 逻辑加工
8.16	溃疡性结肠炎改良的 Mayo 活动性评分	排便次数	0 分: 排便次数正常,1 ～ 2 次 1 分: 比正常排便次数增加 1 ～ 2 次 /d,3 次 2 分: 比正常排便次数增加 3 ～ 4 次 /d,4 次 3 分: 比正常排便次数增加 5 次 /d 或以上,5 次及以上	v3: 逻辑加工
8.17	溃疡性结肠炎改良的 Mayo 活动性评分	便血	0 分: 未见出血 1 分: 不到一半时间便中混血,少数 / 偶有伴血便 2 分: 大部分时间为便中混血,多数伴血便 3 分: 一直存在出血,均为血便	v3: 逻辑加工
8.18	溃疡性结肠炎改良的 Mayo 活动性评分	内镜发现	0 分: 正常或无活动性病变 1 分: 轻度病变 2 分: 中度病变 3 分: 重度病变	v3: 逻辑加工
8.19	溃疡性结肠炎改良的 Mayo 活动性评分	医师总体评价	0 分: 正常 1 分: 轻度病情 2 分: 中度病情 3 分: 重度病情	v3: 逻辑加工

序号	子模块	数据元名称	值域 / 数据类型	数据加工类型
8.20	溃疡性结肠炎改良的 Mayo 活动性评分	总分	数值	v3: 逻辑加工
8.21	溃疡性结肠炎改良的 Mayo 活动性评分	活动性	临床缓解: 总分 ≤ 2 分且无单个评分 > 1 分 轻度活动: 总分为 3 ～ 5 分 中度活动: 总分为 6 ～ 10 分 重度活动: 总分为 11 ～ 12 分	v3: 逻辑加工

8.
诊断信息

9. 实验室检查

模块名称	参考标准
实验室检查	中华人民共和国卫生行业标准 WS 445.4—2014 电子病历基本数据集　第 4 部分：检查检验记录 检验方法与项目名称遵循 LOINC 标准

序号	子模块	数据元名称	值域 / 数据类型	数据加工类型
9.1.1	血常规	白细胞计数（单位：$\times 10^9$/L）	数值	v2:NLP+ 归一
9.1.2	血常规	红细胞计数（单位：$\times 10^9$/L）	数值	v2:NLP+ 归一
9.1.3	血常规	红细胞比容（单位：%）	数值	v2:NLP+ 归一
9.1.4	血常规	平均红细胞体积（单位：fl）	数值	v2:NLP+ 归一
9.1.5	血常规	红细胞分布宽度变异系数（单位：%）	数值	v2:NLP+ 归一
9.1.6	血常规	红细胞分布宽度标准差（单位：fl）	数值	v2:NLP+ 归一
9.1.7	血常规	淋巴细胞计数（单位：$\times 10^9$/L）	数值	v2:NLP+ 归一

序号	子模块	数据元名称	值域 / 数据类型	数据加工类型
9.1.8	血常规	淋巴细胞百分比(单位:%)	数值	v2:NLP+ 归一
9.1.9	血常规	中性粒细胞计数(单位:×10^9/L)	数值	v2:NLP+ 归一
9.1.10	血常规	中性粒细胞百分比(单位:%)	数值	v2:NLP+ 归一
9.1.11	血常规	单核细胞绝对值(单位:×10^9/L)	数值	v2:NLP+ 归一
9.1.12	血常规	单核细胞百分数(单位:%)	数值	v2:NLP+ 归一
9.1.13	血常规	嗜酸性粒细胞计数(单位:×10^9/L)	数值	v2:NLP+ 归一
9.1.14	血常规	嗜酸性粒细胞百分比(单位:%)	数值	v2:NLP+ 归一
9.1.15	血常规	嗜碱性粒细胞计数(单位:×10^9/L)	数值	v2:NLP+ 归一
9.1.16	血常规	嗜碱性粒细胞百分比(单位:%)	数值	v2:NLP+ 归一
9.1.17	血常规	血红蛋白(单位:g/L)	数值	v2:NLP+ 归一
9.1.18	血常规	平均血红蛋白量(单位:pg)	数值	v2:NLP+ 归一
9.1.19	血常规	平均血红蛋白浓度(单位:g/L)	数值	v2:NLP+ 归一
9.1.20	血常规	血小板计数(单位:×10^9/L)	数值	v2:NLP+ 归一
9.1.21	血常规	血小板压积(单位:%)	数值	v2:NLP+ 归一
9.1.22	血常规	平均血小板体积(单位:fl)	数值	v2:NLP+ 归一
9.1.23	血常规	血小板分布宽度标准差(单位:fl)	数值	v2:NLP+ 归一
9.1.24	血常规	大血小板比率(单位:%)	数值	v2:NLP+ 归一
9.1.25	血常规	送检时间	YYYY-MM-DD	v1:直接映射

序号	子模块	数据元名称	值域 / 数据类型	数据加工类型
9.2.1	凝血功能	凝血酶原时间(单位:秒)	数值	v2:NLP+ 归一
9.2.2	凝血功能	凝血酶原活动度(单位:%)	数值	v2:NLP+ 归一
9.2.3	凝血功能	纤维蛋白降解产物(单位:μg/ml)	数值	v2:NLP+ 归一
9.2.4	凝血功能	TT 比率	数值	v2:NLP+ 归一
9.2.5	凝血功能	APTT 比率	数值	v2:NLP+ 归一
9.2.6	凝血功能	凝血酶时间(单位:秒)	数值	v2:NLP+ 归一
9.2.7	凝血功能	活化部分凝血酶原时间(单位:秒)	数值	v2:NLP+ 归一
9.2.8	凝血功能	国际标准化比值	数值	v2:NLP+ 归一
9.2.9	凝血功能	D- 二聚体定量(单位:μg/ml)	数值	v2:NLP+ 归一
9.2.10	凝血功能	纤维蛋白原(单位:g/L)	数值	v2:NLP+ 归一
9.2.11	凝血功能	送检时间	YYYY-MM-DD	v1: 直接映射
9.3.1	血沉	红细胞沉降率(单位:mm/h)	数值	v2:NLP+ 归一
9.4.1	粪便检测	外观	文本	v2:NLP+ 归一
9.4.2	粪便检测	镜检	文本	v2:NLP+ 归一
9.4.3	粪便检测	潜血(OB)试验	阴性,阳性	v2:NLP+ 归一
9.4.4	粪便检测	便红细胞	阴性,阳性	v2:NLP+ 归一
9.4.5	粪便检测	便白细胞	阴性,阳性	v2:NLP+ 归一
9.4.6	粪便检测	粪便寄生虫检查	文本	v2:NLP+ 归一

序号	子模块	数据元名称	值域 / 数据类型	数据加工类型
9.4.7	粪便检测	钙卫蛋白(单位：μg/g)	数值	v2:NLP+ 归一
9.4.8	粪便检测	血红蛋白	-, ±, +, ++, +++	v2:NLP+ 归一
9.4.9	粪便检测	转铁蛋白	-, ±, +, ++, +++	v2:NLP+ 归一
9.4.10	粪便检测	大便培养	正常,异常	v2:NLP+ 归一
9.4.11	粪便检测	送检时间	YYYY-MM-DD	v1: 直接映射
9.5.1	生化检查	总蛋白(单位：g/L)	数值	v2:NLP+ 归一
9.5.2	生化检查	总胆汁酸(单位：μmol/L)	数值	v2:NLP+ 归一
9.5.3	生化检查	结合胆红素(单位：μmol/L)	数值	v2:NLP+ 归一
9.5.4	生化检查	碱性磷酸酶(单位：U/L)	数值	v2:NLP+ 归一
9.5.5	生化检查	天冬氨酸氨基转移酶(单位：U/L)	数值	v2:NLP+ 归一
9.5.6	生化检查	丙氨酸氨基转移酶(单位：U/L)	数值	v2:NLP+ 归一
9.5.7	生化检查	总胆红素(单位：μmol/L)	数值	v2:NLP+ 归一
9.5.8	生化检查	γ - 谷氨酰转移酶(单位：U/L)	数值	v2:NLP+ 归一
9.5.9	生化检查	白蛋白(单位：g/L)	数值	v2:NLP+ 归一
9.5.10	生化检查	肌酐(单位：μmol/L)	数值	v2:NLP+ 归一
9.5.11	生化检查	尿素(单位：mmol/L)	数值	v2:NLP+ 归一
9.5.12	生化检查	尿酸(单位：μmol/L)	数值	v2:NLP+ 归一
9.5.13	生化检查	估算的肾小球滤过率 [单位：ml/(min·1.73m^2)]	数值	v2:NLP+ 归一

序号	子模块	数据元名称	值域 / 数据类型	数据加工类型
9.5.14	生化检查	肌酐（单位：μmol/L）	数值	v2:NLP+ 归一
9.5.15	生化检查	送检时间	YYYY–MM–DD	v1: 直接映射
9.6.1	电解质	钾（单位：mmol/L）	数值	v2:NLP+ 归一
9.6.2	电解质	氯（单位：mmol/L）	数值	v2:NLP+ 归一
9.6.3	电解质	钠（单位：mmol/L）	数值	v2:NLP+ 归一
9.6.4	电解质	钙（单位：mmol/L）	数值	v2:NLP+ 归一
9.6.5	电解质	磷（单位：mmol/L）	数值	v2:NLP+ 归一
9.6.6	电解质	镁（单位：mmol/L）	数值	v2:NLP+ 归一
9.6.7	电解质	总二氧化碳（单位：mmol/L）	数值	v2:NLP+ 归一
9.6.8	电解质	送检时间	YYYY–MM–DD	v1: 直接映射
9.7.1	免疫球蛋白	免疫球蛋白 G（单位：g/L）	数值	v2:NLP+ 归一
9.7.2	免疫球蛋白	IgG_4（单位：g/L）	数值	v2:NLP+ 归一
9.7.3	免疫球蛋白	免疫球蛋白 A（单位：g/L）	数值	v2:NLP+ 归一
9.7.4	免疫球蛋白	免疫球蛋白 M（单位：g/L）	数值	v2:NLP+ 归一
9.7.5	免疫球蛋白	免疫球蛋白 E（单位：IU/ml）	数值	v2:NLP+ 归一
9.7.6	免疫球蛋白	补体 C_3（单位：g/L）	数值	v2:NLP+ 归一
9.7.7	免疫球蛋白	补体 C_4（单位：g/L）	数值	v2:NLP+ 归一
9.7.8	免疫球蛋白	总补体 CH_{50}（单位：U/ml）	数值	v2:NLP+ 归一

一、炎症性肠病标准基础数据集

序号	子模块	数据元名称	值域/数据类型	数据加工类型
9.7.9	免疫球蛋白	送检时间	YYYY-MM-DD	v1:直接映射
9.8.1	甲状腺功能	游离三碘甲状腺原氨酸(单位:pg/ml)	数值	v2:NLP+归一
9.8.2	甲状腺功能	游离甲状腺素(单位:ng/dl)	数值	v2:NLP+归一
9.8.3	甲状腺功能	促甲状腺素(单位:μIU/ml)	数值	v2:NLP+归一
9.8.4	甲状腺功能	送检时间	YYYY-MM-DD	v2:NLP+归一
9.9.1	C反应蛋白	C反应蛋白(单位:mg/dl)	数值	v2:NLP+归一
9.9.2	C反应蛋白	超敏C反应蛋白(单位:mg/L)	数值	v2:NLP+归一
9.9.3	C反应蛋白	送检时间	YYYY-MM-DD	v1:直接映射
9.10.1	感染性疾病筛查	乙型肝炎表面抗原	阴性,阳性	v2:NLP+归一
9.10.2	感染性疾病筛查	乙型肝炎表面抗体	阴性,阳性	v2:NLP+归一
9.10.3	感染性疾病筛查	乙型肝炎e抗原	阴性,阳性	v2:NLP+归一
9.10.4	感染性疾病筛查	乙型肝炎e抗体	阴性,阳性	v2:NLP+归一
9.10.5	感染性疾病筛查	乙型肝炎核心总抗体	阴性,阳性	v2:NLP+归一
9.10.6	感染性疾病筛查	梅毒血清反应素试验	阴性,阳性	v2:NLP+归一
9.10.7	感染性疾病筛查	丙型肝炎抗体	阴性,阳性	v2:NLP+归一
9.10.8	感染性疾病筛查	艾滋病病毒抗体	阴性,阳性	v2:NLP+归一
9.10.9	感染性疾病筛查	送检时间	YYYY-MM-DD	v1:直接映射

9.
实验室检查

序号	子模块	数据元名称	值域/数据类型	数据加工类型
9.11.1	结核试验	γ-干扰素释放试验（IGRA）	阴性,阳性 具体数值（3个）	v2:NLP+归一
9.11.2	结核试验	送检时间	YYYY-MM-DD	v1:直接映射
9.12.1	巨细胞病毒检测	巨细胞病毒 CMV-IgM（单位:IU/ml）	数值	v2:NLP+归一
9.12.2	巨细胞病毒检测	巨细胞病毒 CMV-IgG（单位:IU/ml）	数值	v2:NLP+归一
9.12.3	巨细胞病毒检测	巨细胞病毒 DNA（单位:copies/ml）	数值	v2:NLP+归一
9.12.4	巨细胞病毒检测	检验时间	YYYY-MM-DD	v1:直接映射
9.13.1	艰难梭菌检测	艰难梭菌毒素 A/B	阴性,阳性	v2:NLP+归一
9.13.2	艰难梭菌检测	B 型毒素	阴性,阳性	v2:NLP+归一
9.13.3	艰难梭菌检测	二元毒素	阴性,阳性	v2:NLP+归一
9.13.4	艰难梭菌检测	027 毒株检测	阴性,阳性	v2:NLP+归一
9.13.5	艰难梭菌检测	大便艰难梭菌培养	阴性,阳性	v2:NLP+归一
9.13.6	艰难梭菌检测	送检时间	YYYY-MM-DD	v1:直接映射
9.14.1	风湿检测	抗 SS-A 抗体	阴性,阳性	v2:NLP+归一
9.14.2	风湿检测	抗 SS-B 抗体	阴性,阳性	v2:NLP+归一
9.14.3	风湿检测	抗 Sm 抗体	阴性,阳性	v2:NLP+归一
9.14.4	风湿检测	抗 Jo-1 抗体	阴性,阳性	v2:NLP+归一
9.14.5	风湿检测	抗 RNP 抗体	阴性,阳性	v2:NLP+归一

序号	子模块	数据元名称	值域/数据类型	数据加工类型
9.14.6	风湿检测	抗Scl-70抗体	阴性,阳性	v2:NLP+归一
9.14.7	风湿检测	抗着丝点抗体	阴性,阳性	v2:NLP+归一
9.14.8	风湿检测	送检时间	YYYY-MM-DD	v1:直接映射
9.15.1	系统性红斑狼疮筛查	抗核抗体(ANA)	阴性,阳性	v2:NLP+归一
9.15.2	系统性红斑狼疮筛查	抗双链抗体(ds-DNA)	阴性,阳性	v2:NLP+归一
9.15.3	系统性红斑狼疮筛查	AHA	阴性,阳性	v2:NLP+归一
9.15.4	系统性红斑狼疮筛查	AnuA	阴性,阳性	v2:NLP+归一
9.15.5	系统性红斑狼疮筛查	DNP	阴性,阳性	v2:NLP+归一
9.15.6	系统性红斑狼疮筛查	检验时间	YYYY-MM-DD	v1:直接映射
9.16.1	抗中性粒细胞胞浆抗体	p-ANCA	阴性,阳性	v2:NLP+归一
9.16.2	抗中性粒细胞胞浆抗体	c-ANCA	阴性,阳性	v2:NLP+归一
9.16.3	抗中性粒细胞胞浆抗体	MPO	阴性,阳性	v2:NLP+归一
9.16.4	抗中性粒细胞胞浆抗体	PR3	阴性,阳性	v2:NLP+归一
9.16.5	抗中性粒细胞胞浆抗体	检验时间	YYYY-MM-DD	v1:直接映射
9.17.1	贫血检查	铁(单位:$\mu mol/L$)	数值	v2:NLP+归一
9.17.2	贫血检查	血清转铁蛋白(单位:g/L)	数值	v2:NLP+归一
9.17.3	贫血检查	可溶性转铁蛋白受体(单位:mg/L)	数值	v2:NLP+归一
9.17.4	贫血检查	血清铁蛋白(单位:$\mu g/L$)	数值	v2:NLP+归一

9. 实验室检查

序号	子模块	数据元名称	值域/数据类型	数据加工类型
9.17.5	贫血检查	维生素 B_{12}(单位:ng/L)	数值	v2:NLP+ 归一
9.17.6	贫血检查	叶酸(单位:μg/L)	数值	v2:NLP+ 归一
9.17.7	贫血检查	铁蛋白(单位:μg/L)	数值	v2:NLP+ 归一
9.17.8	贫血检查	红细胞生成素(单位:IU/L)	数值	v2:NLP+ 归一
9.17.9	贫血检查	检验时间	YYYY-MM-DD	v1: 直接映射
9.18.1	营养监测组合	前白蛋白(单位:mg/L)	数值	v2:NLP+ 归一
9.18.2	营养监测组合	视黄醇结合蛋白(单位:mg/L)	数值	v2:NLP+ 归一
9.18.3	营养监测组合	游离脂肪酸(单位:μmol/L)	数值	v2:NLP+ 归一
9.18.4	营养监测组合	25 羟基维生素 D(单位:ng/ml)	数值	v2:NLP+ 归一
9.18.5	营养监测组合	检验时间	YYYY-MM-DD	v1: 直接映射
9.19.1	肿瘤标记物筛查	甲胎蛋白(单位:ng/ml)	数值	v2:NLP+ 归一
9.19.2	肿瘤标记物筛查	癌胚蛋白(单位:ng/ml)	数值	v2:NLP+ 归一
9.19.3	肿瘤标记物筛查	糖链抗原 19-9(CA19-9)(单位:U/ml)	数值	v2:NLP+ 归一
9.19.4	肿瘤标记物筛查	送检时间	YYYY-MM-DD	v1: 直接映射

一、炎症性肠病标准基础数据集

10. 内镜检查

模块名称	参考标准
内镜检查	炎症性肠病诊断与治疗的共识意见(2018 年・北京)

序号	子模块	数据元名称	值域 / 数据类型	数据加工类型
10.1	肠镜检查(克罗恩病)	是否病变	是,否	v2:NLP+ 归一
10.2	肠镜检查(克罗恩病)	病变性质	节段性,连续性	v2:NLP+ 归一
10.3	肠镜检查(克罗恩病)	累及肠段	直肠,乙状结肠,降结肠,横结肠,升结肠,盲肠,回肠末端	v2:NLP+ 归一
10.4	肠镜检查(克罗恩病)	累及范围	< 50%,50% ~ 75%,> 75%	v2:NLP+ 归一
10.5	肠镜检查(克罗恩病)	溃疡	无,有	v2:NLP+ 归一
10.6	肠镜检查(克罗恩病)	溃疡形式	浅溃疡,深溃疡	v2:NLP+ 归一
10.7	肠镜检查(克罗恩病)	溃疡形状	纵行,环形,椭圆形,不规则	v2:NLP+ 归一
10.8	肠镜检查(克罗恩病)	溃疡大小	阿弗他溃疡(0.1 ~ 0.5cm),大溃疡(0.5 ~ 2cm),巨大溃疡(> 2cm)	v2:NLP+ 归一
10.9	肠镜检查(克罗恩病)	溃疡面积(与肠管比)	< 10%,10% ~ 30%,> 30%	v2:NLP+ 归一

序号	子模块	数据元名称	值域 / 数据类型	数据加工类型
10.10	肠镜检查(克罗恩病)	息肉样增生	无,散在,大量,黏膜桥,铺路石样改变	v2:NLP+ 归一
10.11	肠镜检查(克罗恩病)	肛管黏膜	正常,异常	v2:NLP+ 归一
10.12	肠镜检查(克罗恩病)	肛管痔疮	无,内痔,外痔,出血,血栓头,瘢痕	v2:NLP+ 归一
10.13	肠镜检查(克罗恩病)	肛管其他	瘘管,肛乳头肥大,狭窄	v2:NLP+ 归一
10.14	肠镜检查(克罗恩病)	并发症狭窄	无,有	v2:NLP+ 归一
10.15	肠镜检查(克罗恩病)	狭窄部位	直肠,乙状结肠,降结肠,横结肠,升结肠,盲肠,回肠末端	v2:NLP+ 归一
10.16	肠镜检查(克罗恩病)	狭窄性质	单节段(内镜可通过),多节段(内镜可通过),内镜无法通过	v2:NLP+ 归一
10.17	肠镜检查(克罗恩病)	并发症瘘	无,有	v2:NLP+ 归一
10.18	肠镜检查(克罗恩病)	瘘部位	直肠,乙状结肠,降结肠,横结肠,升结肠,盲肠,回肠末端	v2:NLP+ 归一
10.19	肠镜检查(克罗恩病)	活检	无,有	v2:NLP+ 归一
10.20	肠镜检查(克罗恩病)	活检部位	直肠,乙状结肠,降结肠,横结肠,升结肠,盲肠,回肠末端	v2:NLP+ 归一
10.21	肠镜检查(溃疡性结肠炎)	血管形态	0 分: 正常 1 分: 血管纹理斑片状消失 2 分: 血管纹理完全消失	v2:NLP+ 归一
10.22	肠镜检查(溃疡性结肠炎)	出血	0 分: 无可见血液 1 分: 黏膜斑片状凝血块或血迹,可冲洗 2 分: 肠腔内少许游离血性液体 3 分: 肠腔内有新鲜血液 / 冲洗后可见黏膜血性渗出 / 黏膜自发出血	v2:NLP+ 归一

序号	子模块	数据元名称	值域 / 数据类型	数据加工类型
10.23	肠镜检查(溃疡性结肠炎)	糜烂和溃疡	0 分: 正常黏膜,无可见糜烂或溃疡 1 分: 糜烂(≤ 5mm),白色或黄色,边缘平坦 2 分: 浅表性溃疡(> 5mm) 3 分: 深溃疡	v2:NLP+ 归一
10.24	肠镜检查(溃疡性结肠炎)	是否有假性息肉形成,瘢痕样改变	是,否	v2:NLP+ 归一
10.25	肠镜检查(溃疡性结肠炎)	Rutgeerts 评分	i0 : 没有病损 i1 : ≤ 5 个阿弗他溃疡 i2 : > 5 个阿弗他溃疡,在各个病损之间仍有正常黏膜,或节段性大病损,或病损局限于回肠 – 结肠吻合口处(< 1cm) i3 : 弥漫性阿弗他回肠炎伴弥漫性黏膜炎症 i4 : 弥漫性黏膜炎症并大溃疡、结节和 / 或狭窄	v2:NLP+ 归一
10.26	肠镜检查(溃疡性结肠炎)	是否有病损	无,有	v2:NLP+ 归一
10.27	肠镜检查(溃疡性结肠炎)	病损范围	局限于回肠 – 结肠吻合口处(< 1cm),节段性,弥漫性	v2:NLP+ 归一
10.28	肠镜检查(溃疡性结肠炎)	溃疡数目	0 个,≤ 5 个,> 5 个	v2:NLP+ 归一
10.29	肠镜检查(溃疡性结肠炎)	溃疡大小	阿弗他溃疡(0.1 ~ 0.5cm),大溃疡(0.5 ~ 2cm),巨大溃疡(> 2cm)	v2:NLP+ 归一
10.30	肠镜检查(溃疡性结肠炎)	检查日期	YYYY–MM–DD	v1: 直接映射
10.31	肠镜检查(溃疡性结肠炎)	检查所见	文本	v1: 直接映射
10.32	肠镜检查(溃疡性结肠炎)	检查结论	文本	v1: 直接映射

11. 超声检查

模块名称	参考标准
超声检查	炎症性肠病诊断与治疗的共识意见(2018 年·北京)

序号	子模块	数据元名称	值域 / 数据类型	数据加工类型
11.1.1	肠道超声	整体肠道病灶位置	直肠,乙状结肠,降结肠,横结肠,升结肠,回盲部,回肠末段,小肠	v2:NLP+ 归一
11.1.2	肠道超声	整体肠道病灶数量	1 个,2 个,3 个,4 个,5 个,6 个,7 个,8 个,9 个,10 个,11 个,12 个	v2:NLP+ 归一
11.1.3	肠道超声	肠壁节段性增厚	是,否	v2:NLP+ 归一
11.1.4	肠道超声	狭窄肠段 / 病变最严重处的肠道节段	文本	v2:NLP+ 归一
11.1.5	肠道超声	狭窄肠段 / 病变最严重处的肠道厚度(单位:cm)	数值	v2:NLP+ 归一
11.1.6	肠道超声	狭窄肠段 / 病变最严重处的肠道累及长度(单位:cm)	数值	v2:NLP+ 归一
11.1.7	肠道超声	黏膜下层增厚	是,否	v2:NLP+ 归一

一、炎症性肠病标准基础数据集

序号	子模块	数据元名称	值域 / 数据类型	数据加工类型
11.1.8	肠道超声	全层均匀增厚	是,否	v2:NLP+ 归一
11.1.9	肠道超声	层次结构	正常,欠佳,消失	v2:NLP+ 归一
11.1.10	肠道超声	浆膜层	轮廓光滑,渗出样改变	v2:NLP+ 归一
11.1.11	肠道超声	蠕动	差,佳,消失	v2:NLP+ 归一
11.1.12	肠道超声	肠壁血流 Limberg 分级	0 级,1 级,2 级,3 级,4 级	v2:NLP+ 归一
11.1.13	肠道超声	并发症致肠腔狭窄	是,否	v2:NLP+ 归一
11.1.14	肠道超声	近端小肠扩张	是,否	v2:NLP+ 归一
11.1.15	肠道超声	肠内容物往返运动	是,否	v2:NLP+ 归一
11.1.16	肠道超声	肠壁弹性模量(单位:kPa)	数值	v2:NLP+ 归一
11.1.17	肠道超声	肠腔狭窄	是,否	v2:NLP+ 归一
11.1.18	肠道超声	有无肠瘘	无,有	v2:NLP+ 归一
11.1.19	肠道超声	肠瘘位置	肠内瘘,肠膀胱瘘,肠皮瘘,其他	v2:NLP+ 归一
11.1.20	肠道超声	肠瘘条数	数值	v2:NLP+ 归一
11.1.21	肠道超声	肠瘘长度(单位:cm)	数值	v2:NLP+ 归一
11.1.22	肠道超声	是否脓腔	是,否	v2:NLP+ 归一
11.1.23	肠道超声	脓腔条数	数值	v2:NLP+ 归一
11.1.24	肠道超声	脓腔大小(单位:cm)	数值	v2:NLP+ 归一
11.1.25	肠道超声	狭窄段旁肠段弹性模量(单位:kPa)	数值	v2:NLP+ 归一

序号	子模块	数据元名称	值域/数据类型	数据加工类型
11.1.26	肠道超声	回肠末段肠壁弹性模量(单位:kPa)	数值	v2:NLP+ 归一
11.1.27	肠道超声	邻近正常肠段弹性模量(单位:kPa)	数值	v2:NLP+ 归一
11.1.28	肠道超声	肠系膜弹性模量(单位:kPa)	数值	v2:NLP+ 归一
11.1.29	肠道超声	肠旁系膜网膜回声增高	是,否	v2:NLP+ 归一
11.1.30	肠道超声	阑尾增粗	是,否	v2:NLP+ 归一
11.1.31	肠道超声	腹水	是,否	v2:NLP+ 归一
11.1.32	肠道超声	检查日期	YYYY-MM-DD	v1: 直接映射
11.1.33	肠道超声	检查所见	文本	v1: 直接映射
11.1.34	肠道超声	检查结论	文本	v1: 直接映射
11.2.1	肠道超声造影	整体肠道病灶位置	直肠,乙状结肠,降结肠,横结肠,升结肠,回盲部,回肠末段,小肠	v2:NLP+ 归一
11.2.2	肠道超声造影	整体肠道病灶数量	1个,2个,3个,4个,5个,6个,7个,8个,9个,10个,11个,12个	v2:NLP+ 归一
11.2.3	肠道超声造影	肠壁节段性增厚	是,否	v2:NLP+ 归一
11.2.4	肠道超声造影	狭窄肠段/病变最严重处的肠道节段	文本	v2:NLP+ 归一
11.2.5	肠道超声造影	狭窄肠段/病变最严重处的肠道厚度(单位:cm)	数值	v2:NLP+ 归一
11.2.6	肠道超声造影	狭窄肠段/病变最严重处的肠道累及长度(单位:cm)	数值	v2:NLP+ 归一
11.2.7	肠道超声造影	黏膜下层增厚	是,否	v2:NLP+ 归一

一、炎症性肠病标准基础数据集

序号	子模块	数据元名称	值域 / 数据类型	数据加工类型
11.2.8	肠道超声造影	全层均匀增厚	是,否	v2:NLP+ 归一
11.2.9	肠道超声造影	层次结构	正常,欠佳,消失	v2:NLP+ 归一
11.2.10	肠道超声造影	浆膜层	轮廓光滑,渗出样改变	v2:NLP+ 归一
11.2.11	肠道超声造影	蠕动	差,佳,消失	v2:NLP+ 归一
11.2.12	肠道超声造影	肠壁血流 Limberg 分级	0级,1级,2级,3级,4级	v2:NLP+ 归一
11.2.13	肠道超声造影	并发症致肠腔狭窄	是,否	v2:NLP+ 归一
11.2.14	肠道超声造影	近端小肠扩张	是,否	v2:NLP+ 归一
11.2.15	肠道超声造影	肠内容物往返运动	是,否	v2:NLP+ 归一
11.2.16	肠道超声造影	肠壁弹性模量(单位:kPa)	数值	v2:NLP+ 归一
11.2.17	肠道超声造影	肠腔狭窄	是,否	v2:NLP+ 归一
11.2.18	肠道超声造影	有无肠瘘	无,有	v2:NLP+ 归一
11.2.19	肠道超声造影	肠瘘位置	肠内瘘,肠膀胱瘘,肠皮瘘,其他	v2:NLP+ 归一
11.2.20	肠道超声造影	肠瘘条数	数值	v2:NLP+ 归一
11.2.21	肠道超声造影	肠瘘长度(单位:cm)	数值	v2:NLP+ 归一
11.2.22	肠道超声造影	是否脓腔	是,否	v2:NLP+ 归一
11.2.23	肠道超声造影	脓腔条数	数值	v2:NLP+ 归一
11.2.24	肠道超声造影	脓腔大小(单位:cm)	数值	v2:NLP+ 归一
11.2.25	肠道超声造影	狭窄段旁肠段弹性模量(单位:kPa)	数值	v2:NLP+ 归一

序号	子模块	数据元名称	值域 / 数据类型	数据加工类型
11.2.26	肠道超声造影	回肠末段肠壁弹性模量(单位:kPa)	数值	v2:NLP+ 归一
11.2.27	肠道超声造影	邻近正常肠段弹性模量(单位:kPa)	数值	v2:NLP+ 归一
11.2.28	肠道超声造影	肠系膜弹性模量(单位:kPa)	数值	v2:NLP+ 归一
11.2.29	肠道超声造影	肠旁系膜网膜回声增高	是,否	v2:NLP+ 归一
11.2.30	肠道超声造影	阑尾增粗	是,否	v2:NLP+ 归一
11.2.31	肠道超声造影	腹水	是,否	v2:NLP+ 归一
11.2.32	肠道超声造影	静脉超声探查部位	直肠,乙状结肠,降结肠,横结肠,升结肠,回盲部,回肠末段,小肠	v2:NLP+ 归一
11.2.33	肠道超声造影	静脉超声探查组数	1组,2组,3组,4组,5组,6组	v2:NLP+ 归一
11.2.34	肠道超声造影	增强模式	全层弱增强,黏膜下层增强,由内向外全层增强,全层迅速增强	v2:NLP+ 归一
11.2.35	肠道超声造影	开始增强时间(单位:秒)	数值	v2:NLP+ 归一
11.2.36	肠道超声造影	到达峰值时间(单位:秒)	数值	v2:NLP+ 归一
11.2.37	肠道超声造影	消退时间(单位:秒)	数值	v2:NLP+ 归一
11.2.38	肠道超声造影	疾病分期	缓解期,轻度活动期,中重度活动期	v2:NLP+ 归一
11.2.39	肠道超声造影	检查日期	YYYY-MM-DD	v1: 直接映射
11.2.40	肠道超声造影	检查所见	文本	v1: 直接映射
11.2.41	肠道超声造影	检查结论	文本	v1: 直接映射

一、炎症性肠病标准基础数据集

12. 影像学检查

模块名称	参考标准
影像学检查	炎症性肠病诊断与治疗的共识意见（2018 年·北京）

序号	子模块	数据元名称	值域 / 数据类型	数据加工类型
12.1.1	胸部 X 线检查	检查日期	YYYY–MM–DD	v1: 直接映射
12.1.2	胸部 X 线检查	检查所见	文本	v1: 直接映射
12.1.3	胸部 X 线检查	检查结论	文本	v1: 直接映射
12.2.1	腹部 CT 检查	检查日期	YYYY–MM–DD	v1: 直接映射
12.2.2	腹部 CT 检查	检查所见	文本	v1: 直接映射
12.2.3	腹部 CT 检查	检查结论	文本	v1: 直接映射
12.3.1	CTE/MRE 检查	整体肠道病灶位置	胃,十二指肠,空肠,回肠,回肠末段,回盲瓣,回盲部,盲肠,升结肠,横结肠,降结肠,乙状结肠,直肠	v2:NLP+ 归一
12.3.2	CTE/MRE 检查	病灶最严重位置	文本	v2:NLP+ 归一

序号	子模块	数据元名称	值域／数据类型	数据加工类型
12.3.3	CTE/MRE 检查	整体肠道病灶数量	文本	v2:NLP+ 归一
12.3.4	CTE/MRE 检查	病变累计长度(单位:cm)	数值	v2:NLP+ 归一
12.3.5	CTE/MRE 检查	最厚肠壁厚度(单位:cm)	数值	v2:NLP+ 归一
12.3.6	CTE/MRE 检查	肠壁增厚方式	肠系膜增厚,均匀增厚	v2:NLP+ 归一
12.3.7	CTE/MRE 检查	肠系膜对侧壁假憩室样突出	是,否	v2:NLP+ 归一
12.3.8	CTE/MRE 检查	肠黏膜面假息肉样增生	是,否	v2:NLP+ 归一
12.3.9	CTE/MRE 检查	溃疡	是,否	v2:NLP+ 归一
12.3.10	MRE 检查	T_1WI 信号	文本	v2:NLP+ 归一
12.3.11	MRE 检查	T_2WI 信号	文本	v2:NLP+ 归一
12.3.12	CTE/MRE 检查	增强扫描	文本	v2:NLP+ 归一
12.3.13	MRE 检查	DWI(b=800)信号	文本	v2:NLP+ 归一
12.3.14	MRE 检查	ADC	数值	v2:NLP+ 归一
12.3.15	CTE/MRE 检查	肠周脂肪间隙	清晰,不清晰	v2:NLP+ 归一
12.3.16	CTE/MRE 检查	肠周水肿	是,否	v2:NLP+ 归一
12.3.17	CTE/MRE 检查	肠周积液	是,否	v2:NLP+ 归一
12.3.18	CTE/MRE 检查	肠周或肠系膜根部增大淋巴结	是,否	v2:NLP+ 归一
12.3.19	CTE/MRE 检查	梳状征	是,否	v2:NLP+ 归一
12.3.20	CTE/MRE 检查	肠周脂肪间隙增宽	是,否	v2:NLP+ 归一

序号	子模块	数据元名称	值域 / 数据类型	数据加工类型
12.3.21	MRE 检查	病灶磁化传递率(MTR)	数值	v2:NLP+ 归一
12.3.22	MRE 检查	肠道纤维化诊断	文本	v2:NLP+ 归一
12.3.23	CTE/MRE 检查	狭窄	是,否	v2:NLP+ 归一
12.3.24	CTE/MRE 检查	狭窄累计长度	数值	v2:NLP+ 归一
12.3.25	CTE/MRE 检查	最狭窄处内径(单位:mm)	数值	v2:NLP+ 归一
12.3.26	CTE/MRE 检查	近端肠管是否扩张	是,否	v2:NLP+ 归一
12.3.27	CTE/MRE 检查	扩张程度	轻度(3 ~ 4cm),中重度(> 4cm)	v2:NLP+ 归一
12.3.28	CTE/MRE 检查	扩张最大径(单位:cm)	数值	v2:NLP+ 归一
12.3.29	CTE/MRE 检查	穿透性并发症	是,否	v2:NLP+ 归一
12.3.30	CTE/MRE 检查	病变肠道可见	瘘管,脓肿,炎性肿块,穿孔	v2:NLP+ 归一
12.3.31	CTE/MRE 检查	肠瘘性质	单纯性,复杂性	v2:NLP+ 归一
12.3.32	CTE/MRE 检查	膀胱受累	是,否	v2:NLP+ 归一
12.3.33	MRE 检查	肛周病变	是,否	v2:NLP+ 归一
12.3.34	MRE 检查	肛周病变描述	文本	v2:NLP+ 归一
12.3.35	CTE/MRE 检查	检查日期	YYYY-MM-DD	v1: 直接映射
12.3.36	CTE/MRE 检查	检查所见	文本	v1: 直接映射
12.3.37	CTE/MRE 检查	检查结论	文本	v1: 直接映射
12.4.1	其他检查	检查日期	YYYY-MM-DD	v1: 直接映射

序号	子模块	数据元名称	值域 / 数据类型	数据加工类型
12.4.2	其他检查	检查名称	文本	v1: 直接映射
12.4.3	其他检查	检查部位	文本	v1: 直接映射
12.4.4	其他检查	检查所见	文本	v1: 直接映射
12.4.5	其他检查	检查结论	文本	v1: 直接映射

一、炎症性肠病标准基础数据集

13. 病理及免疫组化

模块名称	参考标准
病理及免疫组化	中华人民共和国卫生行业标准 WS 445.4—2014 电子病历基本数据集　第 4 部分:检查检验记录

序号	子模块	数据元名称	值域 / 数据类型	数据加工类型
13.1.1	肠镜活检病理	病变部位	回肠末端,回盲瓣,回盲部,盲肠,升结肠,横结肠,降结肠,乙状结肠,直肠	v2:NLP+ 归一
13.1.2	肠镜活检病理	活动性	轻度活动性,中度活动性,重度活动性,非活动性	v2:NLP+ 归一
13.1.3	肠镜活检病理	是否慢性肠炎	是,否	v2:NLP+ 归一
13.1.4	肠镜活检病理	固有层炎症细胞浸润模式	局灶型,弥漫型	v2:NLP+ 归一
13.1.5	肠镜活检病理	固有层慢性炎症细胞增多	是,否	v2:NLP+ 归一
13.1.6	肠镜活检病理	结构改变	无,隐窝分支,隐窝加长,隐窝缺失,隐窝缩短,基底淋巴浆细胞增多,结肠表面绒毛化,小肠绒毛变短、变平(局灶性、弥漫性)	v2:NLP+ 归一
13.1.7	肠镜活检病理	化生	无,幽门腺化生,帕内特细胞化生(脾曲以后)	v2:NLP+ 归一

序号	子模块	数据元名称	值域/数据类型	数据加工类型
13.1.8	肠镜活检病理	息肉	否,炎性息肉	v2:NLP+归一
13.1.9	肠镜活检病理	活动性炎症	无,散在隐窝炎,明显隐窝炎,隐窝脓肿,糜烂,溃疡	v2:NLP+归一
13.1.10	肠镜活检病理	肉芽肿	是,否	v2:NLP+归一
13.1.11	肠镜活检病理	肉芽肿部位	回肠末端,回盲瓣,回盲部,盲肠,升结肠,横结肠,降结肠,乙状结肠,直肠	v2:NLP+归一
13.1.12	肠镜活检病理	肉芽肿位置	黏膜层,黏膜下层	v2:NLP+归一
13.1.13	肠镜活检病理	肉芽肿数量	单个,多个	v2:NLP+归一
13.1.14	肠镜活检病理	肉芽肿最大直径(单位:mm)	数值	v2:NLP+归一
13.1.15	肠镜活检病理	肉芽肿坏死	是,否	v2:NLP+归一
13.1.16	肠镜活检病理	肉芽肿抗酸染色	未做,阴性,阳性	v2:NLP+归一
13.1.17	肠镜活检病理	异型增生	无,低级别异型增生,高级别异型增生,不确定性异型增生	v2:NLP+归一
13.1.18	肠镜活检病理	CMV 免疫组化或原位杂交	未做,阴性,阳性(最密处____个/HPF)	v2:NLP+归一
13.1.19	肠镜活检病理	EBER 原位杂交	未做,阴性,阳性(最密处____个/HPF)	v2:NLP+归一
13.2.1	小肠镜活检病理	十二指肠/空肠/回肠	未见明确异常,活动性慢性十二指肠炎,慢性十二指肠炎,其他	v2:NLP+归一
13.2.2	小肠镜活检病理	炎症分布	局灶性,弥漫性	v2:NLP+归一
13.2.3	小肠镜活检病理	绒毛变短、变平	是,否	v2:NLP+归一

一、炎症性肠病标准基础数据集

序号	子模块	数据元名称	值域 / 数据类型	数据加工类型
13.2.4	小肠镜活检病理	上皮内淋巴细胞增多	是,否	v2:NLP+ 归一
13.2.5	小肠镜活检病理	幽门腺化生	是,否	v2:NLP+ 归一
13.2.6	小肠镜活检病理	息肉	无,炎性息肉	v2:NLP+ 归一
13.2.7	小肠镜活检病理	活动性炎	无,散在隐窝炎,明显隐窝炎,糜烂,溃疡	v2:NLP+ 归一
13.2.8	小肠镜活检病理	肉芽肿	是,否	v2:NLP+ 归一
13.2.9	小肠镜活检病理	肉芽肿位置	黏膜层,黏膜下层	v2:NLP+ 归一
13.2.10	小肠镜活检病理	肉芽肿数量	单个,多个	v2:NLP+ 归一
13.2.11	小肠镜活检病理	肉芽肿最大直径(单位:mm)	数值	v2:NLP+ 归一
13.2.12	小肠镜活检病理	肉芽肿抗酸染色	未做,阴性,阳性	v2:NLP+ 归一
13.3.1	胃镜活检病理	食管	未见明确异常,糜烂性食管炎,上皮内淋巴细胞增多,交界性淋巴细胞浸润,其他	v2:NLP+ 归一
13.3.2	胃镜活检病理	炎症分布	局灶性,弥漫性	v2:NLP+ 归一
13.3.3	胃镜活检病理	活动性	上皮内,固有层	v2:NLP+ 归一
13.3.4	胃镜活检病理	肉芽肿	是,否	v2:NLP+ 归一
13.3.5	胃镜活检病理	肉芽肿位置	黏膜层,黏膜下层	v2:NLP+ 归一
13.3.6	胃镜活检病理	肉芽肿数量	单个,多个	v2:NLP+ 归一
13.3.7	胃镜活检病理	肉芽肿最大直径(单位:mm)	数值	v2:NLP+ 归一
13.3.8	胃镜活检病理	肉芽肿抗酸染色	未做,阴性,阳性	v2:NLP+ 归一

13.

病理及免疫组化

序号	子模块	数据元名称	值域 / 数据类型	数据加工类型
13.3.9	胃镜活检病理	胃体	未见明确异常,局灶增强性胃炎,非活动性胃炎,慢性活动性幽门螺杆菌胃炎,其他	v2:NLP+ 归一
13.3.10	胃镜活检病理	炎症分布	局灶性,弥漫性	v2:NLP+ 归一
13.3.11	胃镜活检病理	活动性	无,上皮内,固有层	v2:NLP+ 归一
13.3.12	胃镜活检病理	腺体破坏	无,个别,多灶,弥漫	v2:NLP+ 归一
13.3.13	胃镜活检病理	肠上皮化生	无,少量,大量	v2:NLP+ 归一
13.3.14	胃镜活检病理	萎缩	是,否	v2:NLP+ 归一
13.3.15	胃镜活检病理	幽门螺杆菌	无,少量,大量	v2:NLP+ 归一
13.3.16	胃镜活检病理	肉芽肿	是,否	v2:NLP+ 归一
13.3.17	胃镜活检病理	肉芽肿位置	黏膜层,黏膜下层	v2:NLP+ 归一
13.3.18	胃镜活检病理	肉芽肿数量	单个,多个	v2:NLP+ 归一
13.3.19	胃镜活检病理	肉芽肿最大直径(单位:mm)	数值	v2:NLP+ 归一
13.3.20	胃镜活检病理	肉芽肿抗酸染色	未做,阴性,阳性	v2:NLP+ 归一
13.3.21	胃镜活检病理	胃窦	未见明确异常,局灶增强性胃炎,非活动性胃炎,慢性活动性幽门螺杆菌胃炎,其他	v2:NLP+ 归一
13.3.22	胃镜活检病理	炎症分布	局灶性,弥漫性	v2:NLP+ 归一
13.3.23	胃镜活检病理	活动性	上皮内,固有层	v2:NLP+ 归一
13.3.24	胃镜活检病理	肉芽肿	是,否	v2:NLP+ 归一

序号	子模块	数据元名称	值域 / 数据类型	数据加工类型
13.3.25	胃镜活检病理	肉芽肿位置	黏膜层,黏膜下层	v2:NLP+ 归一
13.3.26	胃镜活检病理	肉芽肿数量	单个,多个	v2:NLP+ 归一
13.3.27	胃镜活检病理	肉芽肿最大直径(单位:mm)	数值	v2:NLP+ 归一
13.3.28	胃镜活检病理	肉芽肿抗酸染色	未做,阴性,阳性	v2:NLP+ 归一
13.3.29	胃镜活检病理	十二指肠	未见明确异常,活动性慢性十二指肠炎,慢性十二指肠炎,其他	v2:NLP+ 归一
13.3.30	胃镜活检病理	炎症分布	局灶性,弥漫性	v2:NLP+ 归一
13.3.31	胃镜活检病理	绒毛变短、变平	是,否	v2:NLP+ 归一
13.3.32	胃镜活检病理	上皮内淋巴细胞增多	是,否	v2:NLP+ 归一
13.3.33	胃镜活检病理	活动性炎	无,散在隐窝炎,明显隐窝炎,糜烂,溃疡	v2:NLP+ 归一
13.3.34	胃镜活检病理	肉芽肿	是,否	v2:NLP+ 归一
13.3.35	胃镜活检病理	肉芽肿位置	黏膜层,黏膜下层	v2:NLP+ 归一
13.3.36	胃镜活检病理	肉芽肿数量	单个,多个	v2:NLP+ 归一
13.3.37	胃镜活检病理	肉芽肿最大直径(单位:mm)	数值	v2:NLP+ 归一
13.3.38	胃镜活检病理	肉芽肿抗酸染色	未做,阴性,阳性	v2:NLP+ 归一
13.4.1	手术标本大体描述	病变部位及长度	文本	v2:NLP+ 归一
13.4.2	手术标本大体描述	溃疡	无,纵行溃疡,不规则溃疡,环形溃疡	v2:NLP+ 归一
13.4.3	手术标本大体描述	溃疡数量	单个,多个	v2:NLP+ 归一

13. 病理及免疫组化

序号	子模块	数据元名称	值域/数据类型	数据加工类型
13.4.4	手术标本大体描述	息肉	是,否	v2:NLP+ 归一
13.4.5	手术标本大体描述	铺路石样改变	是,否	v2:NLP+ 归一
13.4.6	手术标本大体描述	肠腔狭窄	是,否	v2:NLP+ 归一
13.4.7	手术标本大体描述	肠穿孔	是,否	v2:NLP+ 归一
13.4.8	手术标本大体描述	肠粘连	是,否	v2:NLP+ 归一
13.4.9	手术标本大体描述	肠壁脂肪包绕	是,否	v2:NLP+ 归一
13.4.10	手术标本显微镜下描述	活动性炎	无,隐窝炎,隐窝脓肿,糜烂,溃疡,裂隙状溃疡,脓肿(肠壁/浆膜下层)	v2:NLP+ 归一
13.4.11	手术标本显微镜下描述	固有层慢性炎症细胞增多	是,否	v2:NLP+ 归一
13.4.12	手术标本显微镜下描述	炎症分布模式	无法判断,节段性,连续性	v2:NLP+ 归一
13.4.13	手术标本显微镜下描述	结构改变	无,隐窝分支,异常隐窝形状,隐窝缺失,隐窝缩短,隐窝延长,基底浆细胞增多,结肠表面绒毛化,小肠绒毛变短、变平	v2:NLP+ 归一
13.4.14	手术标本显微镜下描述	程度	轻度,中度,重度	v2:NLP+ 归一
13.4.15	手术标本显微镜下描述	范围	局限,广泛	v2:NLP+ 归一
13.4.16	手术标本显微镜下描述	化生	无,幽门腺化生,帕内特细胞化生	v2:NLP+ 归一
13.4.17	手术标本显微镜下描述	息肉/假息肉	无,炎性息肉,假息肉	v2:NLP+ 归一
13.4.18	手术标本显微镜下描述	透壁性炎	无,有	v2:NLP+ 归一
13.4.19	手术标本显微镜下描述	淋巴滤泡串珠	无,有(黏膜下层、浆膜下层)	v2:NLP+ 归一

一、炎症性肠病标准基础数据集

序号	子模块	数据元名称	值域／数据类型	数据加工类型
13.4.20	手术标本显微镜下描述	纤维组织增生	无,有(黏膜下层、浆膜下层)	v2:NLP+ 归一
13.4.21	手术标本显微镜下描述	神经组织增生	无,有(黏膜下层、固有肌层、浆膜下层)	v2:NLP+ 归一
13.4.22	手术标本显微镜下描述	肌层增生	无,黏膜肌层增厚,固有肌层增厚,固有肌层与黏膜肌层融合	v2:NLP+ 归一
13.4.23	手术标本显微镜下描述	肉芽肿	无,有	v2:NLP+ 归一
13.4.24	手术标本显微镜下描述	肉芽肿位置	黏膜层,黏膜下层,固有肌层,浆膜下层	v2:NLP+ 归一
13.4.25	手术标本显微镜下描述	肉芽肿数量	少量,多量	v2:NLP+ 归一
13.4.26	手术标本显微镜下描述	肉芽肿最大直径(单位:mm)	数值	v2:NLP+ 归一
13.4.27	手术标本显微镜下描述	肉芽肿坏死	是,否	v2:NLP+ 归一
13.4.28	手术标本显微镜下描述	抗酸染色	未做,阴性,阳性	v2:NLP+ 归一
13.4.29	手术标本显微镜下描述	异型增生	无,低级别,高级别,不确定性	v2:NLP+ 归一
13.4.30	手术标本显微镜下描述	切缘	未见明显病变,慢性肠炎,透壁性炎,肠壁纤维组织增生,肉芽肿	v2:NLP+ 归一
13.4.31	手术标本显微镜下描述	阑尾	未见明显病变,慢性阑尾炎,可见肉芽肿(最大直径:____mm),未送检,其他	v2:NLP+ 归一
13.4.32	手术标本显微镜下描述	肠系膜血管及肠壁血管	未见明显病变,血管壁增厚,管腔狭窄(个别血管,多量血管)血管炎,未见肠系膜血管,其他	v2:NLP+ 归一
13.4.33	手术标本显微镜下描述	淋巴结	未见肉芽肿,可见肉芽肿,未送检	v2:NLP+ 归一

14. 药物治疗

模块名称	参考标准
药物治疗	炎症性肠病诊断与治疗的共识意见(2018 年·北京)

序号	子模块	数据元名称	值域 / 数据类型	数据加工类型
14.1	医嘱	氨基水杨酸类制剂使用	是, 否	v3: 逻辑加工
14.2	医嘱	氨基水杨酸类制剂名称	美沙拉秦, 柳氮磺吡啶, 奥沙拉秦	v2:NLP+ 归一
14.3	医嘱	氨基水杨酸类制剂剂量	数值	v1: 直接映射
14.4	医嘱	氨基水杨酸类制剂频次	数值	v1: 直接映射
14.5	医嘱	氨基水杨酸类制剂用药途径	口服, 灌肠, 栓剂	v1: 直接映射
14.6	医嘱	医嘱开始时间	YYYY-MM-DD	v1: 直接映射
14.7	医嘱	医嘱结束时间	YYYY-MM-DD	v1: 直接映射
14.8	医嘱	抗菌药物使用	是, 否	v3: 逻辑加工
14.9	医嘱	抗菌药物名称	万古霉素, 甲硝唑, 环丙沙星, 左氧氟沙星, 其他	v2:NLP+ 归一

序号	子模块	数据元名称	值域/数据类型	数据加工类型
14.10	医嘱	抗菌药物剂量	数值	v1: 直接映射
14.11	医嘱	抗菌药物用药途径	口服,静脉滴注	v1: 直接映射
14.12	医嘱	医嘱开始时间	YYYY-MM-DD	v1: 直接映射
14.13	医嘱	医嘱结束时间	YYYY-MM-DD	v1: 直接映射
14.14	医嘱	糖皮质激素类药物使用	是,否	v3: 逻辑加工
14.15	医嘱	糖皮质激素类药物名称	甲泼尼龙,泼尼松,地塞米松,氢化可的松,布地奈德	v2:NLP+ 归一
14.16	医嘱	糖皮质激素类药物剂量	数值	v1: 直接映射
14.17	医嘱	糖皮质激素类药物频次	数值	v1: 直接映射
14.18	医嘱	糖皮质激素类药物用药途径	口服,静脉滴注,灌肠,局部	v1: 直接映射
14.19	医嘱	医嘱开始时间	YYYY-MM-DD	v1: 直接映射
14.20	医嘱	医嘱结束时间	YYYY-MM-DD	v1: 直接映射
14.21	医嘱	免疫抑制剂类药物使用	是,否	v3: 逻辑加工
14.22	医嘱	免疫抑制剂类药物名称	硫唑嘌呤,巯嘌呤,甲氨蝶呤,沙利度胺,环孢素,他克莫司,其他	v2:NLP+ 归一
14.23	医嘱	免疫抑制剂类药物剂量	数值	v1: 直接映射
14.24	医嘱	免疫抑制剂类药物频次	数值	v1: 直接映射
14.25	医嘱	免疫抑制剂类药物用药途径	口服,静脉滴注	v1: 直接映射
14.26	医嘱	医嘱开始时间	YYYY-MM-DD	v1: 直接映射

序号	子模块	数据元名称	值域/数据类型	数据加工类型
14.27	医嘱	医嘱结束时间	YYYY-MM-DD	v1: 直接映射
14.28	医嘱	PPI 类药物名称	艾司奥美拉唑,泮托拉唑,雷贝拉唑,兰索拉唑,奥美拉唑,艾普拉唑,其他	v2:NLP+ 归一
14.29	医嘱	PPI 类药物剂量	数值	v1: 直接映射
14.30	医嘱	PPI 类药物用药途径	口服,静脉滴注	v1: 直接映射
14.31	医嘱	医嘱开始时间	YYYY-MM-DD	v1: 直接映射
14.32	医嘱	医嘱结束时间	YYYY-MM-DD	v1: 直接映射
14.33	医嘱	生物制剂类药物使用	是,否	v3: 逻辑加工
14.34	医嘱	生物制剂类药物名称	英夫利西单抗,阿达木单抗,维得利珠单抗,乌司奴单抗,其他	v2:NLP+ 归一
14.35	医嘱	生物制剂类药物剂量	数值	v1: 直接映射
14.36	医嘱	生物制剂类药物用药途径	口服,静脉滴注,皮下注射,肌内注射	v1: 直接映射
14.37	医嘱	医嘱开始时间	YYYY-MM-DD	v1: 直接映射
14.38	医嘱	医嘱结束时间	YYYY-MM-DD	v1: 直接映射

一、炎症性肠病标准基础数据集

15. 手术治疗

模块名称	参考标准
手术治疗	炎症性肠病诊断与治疗的共识意见(2018 年·北京)

序号	子模块	数据元名称	值域 / 数据类型	数据加工类型
15.1	手术记录	麻醉方式	气管内麻醉,硬膜外麻醉,气管内麻醉 + 硬膜外麻醉,其他麻醉	v2:NLP+ 归一
15.2	手术记录	手术开始时间	YYYY–MM–DD	v2:NLP+ 归一
15.3	手术记录	手术结束时间	YYYY–MM–DD	v2:NLP+ 归一
15.4	手术记录	手术总时长	数值	v2:NLP+ 归一
15.5	手术记录	手术名称	文本	v2:NLP+ 归一
15.6	手术记录	Montreal 年龄分型(A)	A1：≤ 16 岁 A2：17 ～ 40 岁 A3：> 40 岁	v2:NLP+ 归一
15.7	手术记录	术前 CDAI 指数	数值	v2:NLP+ 归一

序号	子模块	数据元名称	值域 / 数据类型	数据加工类型
15.8	手术记录	BMI	数值	v2:NLP+ 归一
15.9	手术记录	Montreal 行为分型（B）	B1：非狭窄非穿透 B2：狭窄 B3：穿透	v2:NLP+ 归一
15.10	手术记录	肛周病变	是,否	v2:NLP+ 归一
15.11	手术记录	Montreal 部位分型（L）	L1,L2,L3,L4（±L1,L2 或 L3）	v2:NLP+ 归一
15.12	手术记录	术前营养风险 NRS 2002 评分	数值	v2:NLP+ 归一
15.13	手术记录	术前停用糖皮质激素,生物抑制剂时间(单位:天)	数值	v2:NLP+ 归一
15.14	手术记录	术前诊断	文本	v2:NLP+ 归一
15.15	手术记录	术中诊断	文本	v2:NLP+ 归一
15.16	手术记录	手术级别(一、二、三、四)	数值	v2:NLP+ 归一
15.17	手术记录	手术风险分级(NNIS:0、1、2、3)	数值	v2:NLP+ 归一
15.18	手术记录	手术切口类别(Ⅰ、Ⅱ、Ⅲ)	数值	v2:NLP+ 归一
15.19	手术记录	ASA 分级	文本	v2:NLP+ 归一
15.20	手术记录	出血量(单位:ml)	数值	v2:NLP+ 归一
15.21	手术记录	输血浆量(单位:ml)	数值	v2:NLP+ 归一
15.22	手术记录	输红细胞(单位:U)	数值	v2:NLP+ 归一
15.23	手术记录	输液量(单位:ml)	数值	v2:NLP+ 归一

一、炎症性肠病标准基础数据集

序号	子模块	数据元名称	值域 / 数据类型	数据加工类型
15.24	手术记录	既往胃 / 肠切除手术次数	数值	v2:NLP+ 归一
15.25	手术记录	术前放置输尿管支架	是,否	v2:NLP+ 归一
15.26	手术记录	放置输尿管支架侧别	左侧,右侧,双侧	v2:NLP+ 归一
15.27	手术记录	手术类别	急诊,择期	v2:NLP+ 归一
15.28	手术记录	主要腹部切口长度(单位:cm)	数值	v2:NLP+ 归一
15.29	手术记录	腹水	是,否	v2:NLP+ 归一
15.30	手术记录	腹水量(单位:ml)	数值	v2:NLP+ 归一
15.31	手术记录	腹水性质	浆液性,血性,其他	v2:NLP+ 归一
15.32	手术记录	肠道情况	空虚,充粪,充气,充气 + 充粪	v2:NLP+ 归一
15.33	手术记录	病变近端肠管扩张	是,否	v2:NLP+ 归一
15.34	手术记录	扩张肠管最大径(单位:cm)	数值	v2:NLP+ 归一
15.35	手术记录	病变范围	单发,多发	v2:NLP+ 归一
15.36	手术记录	肠管节段性狭窄	是,否	v2:NLP+ 归一
15.37	手术记录	肠管狭窄	单发,多发	v2:NLP+ 归一
15.38	手术记录	肠管狭窄具体长度(单位:cm)	数值	v2:NLP+ 归一
15.39	手术记录	炎性包块	是,否	v2:NLP+ 归一
15.40	手术记录	炎性包块部位	文本	v2:NLP+ 归一
15.41	手术记录	炎性包块大小	文本	v2:NLP+ 归一

15.
手术治疗

序号	子模块	数据元名称	值域 / 数据类型	数据加工类型
15.42	手术记录	腹腔脓肿	是,否	v2:NLP+ 归一
15.43	手术记录	腹腔脓肿部位	文本	v2:NLP+ 归一
15.44	手术记录	腹腔脓肿大小	文本	v2:NLP+ 归一
15.45	手术记录	肠内瘘	是,否	v2:NLP+ 归一
15.46	手术记录	肠皮瘘	是,否	v2:NLP+ 归一
15.47	手术记录	肠膀胱瘘	是,否	v2:NLP+ 归一
15.48	手术记录	肉眼淋巴结肿大	是,否	v2:NLP+ 归一
15.49	手术记录	淋巴结直径最大(单位:mm)	数值	v2:NLP+ 归一
15.50	手术记录	肠系膜肉眼改变	无,增厚	v2:NLP+ 归一
15.51	手术记录	爬行脂肪	是,否	v2:NLP+ 归一
15.52	手术记录	累及的脏器	文本	v2:NLP+ 归一
15.53	手术记录	开腹手术	是,否	v2:NLP+ 归一
15.54	手术记录	机器人	完全,辅助,NOSE,中转开腹	v2:NLP+ 归一
15.55	手术记录	腹腔镜	完全,辅助,NOSE,中转开腹	v2:NLP+ 归一
15.56	手术记录	分期手术	一期手术,二期手术	v2:NLP+ 归一
15.57	手术记录	吻合	一期吻合,二期吻合	v2:NLP+ 归一
15.58	手术记录	肠造口	是,否	v2:NLP+ 归一
15.59	手术记录	肠造类型	小肠,结肠;单腔,双腔	v2:NLP+ 归一

一、炎症性肠病标准基础数据集

序号	子模块	数据元名称	值域 / 数据类型	数据加工类型
15.60	手术记录	合并脏器切除	是,否	v2:NLP+ 归一
15.61	手术记录	切除器官	文本	v2:NLP+ 归一
15.62	手术记录	血管结扎	文本	v2:NLP+ 归一
15.63	手术记录	淋巴结切除	文本	v2:NLP+ 归一
15.64	手术记录	胃及十二指肠手术	是,否	v2:NLP+ 归一
15.65	手术记录	胃切除方式	近端胃切除,全胃切除,胃中段切除,胃楔形切除,未切胃,远端胃切除	v2:NLP+ 归一
15.66	手术记录	切胃量(单位:%)	数值	v2:NLP+ 归一
15.67	手术记录	吻合术式	文本	v2:NLP+ 归一
15.68	手术记录	吻合方法	手工,单吻合器,双吻合器	v2:NLP+ 归一
15.69	手术记录	吻合方式	端–端吻合,端–侧吻合,侧–侧吻合	v2:NLP+ 归一
15.70	手术记录	吻合器类型	管状,线型	v2:NLP+ 归一
15.71	手术记录	迷走神经干切断	是,否	v2:NLP+ 归一
15.72	手术记录	肠切除范围	文本	v2:NLP+ 归一
15.73	手术记录	肠系膜切除面积 [长径(cm)× 短径(cm)]	数值	v2:NLP+ 归一
15.74	手术记录	小肠切除(单位:cm)	数值	v2:NLP+ 归一
15.75	手术记录	结肠切除(单位:cm)	数值	v2:NLP+ 归一
15.76	手术记录	残余病变	有,无	v2:NLP+ 归一

序号	子模块	数据元名称	值域 / 数据类型	数据加工类型
15.77	手术记录	吻合部位	文本	v2:NLP+ 归一
15.78	手术记录	吻合方法	手工缝合,单吻合器,双吻合器	v2:NLP+ 归一
15.79	手术记录	吻合方式	端－端吻合,端－侧吻合,侧－侧吻合	v2:NLP+ 归一
15.80	手术记录	吻合器类型	管状,线型	v2:NLP+ 归一
15.81	手术记录	吻合口缝合加固	是,否	v2:NLP+ 归一
15.82	手术记录	吻合口缝合加固	全层,浆肌层	v2:NLP+ 归一
15.83	手术记录	吻合口缝合加固	可吸收线,不可吸收线	v2:NLP+ 归一
15.84	手术记录	小肠狭窄成形术	Heineke-Mikulicz,Finney,side-to-side isoperistaltic,否	v2:NLP+ 归一
15.85	手术记录	肠造口	是,否	v2:NLP+ 归一
15.86	手术记录	造口类型	单腔,双腔,其他	v2:NLP+ 归一
15.87	手术记录	造口部位	空肠,回肠,盲肠,横结肠,降结肠,乙状结肠,回肠代膀胱	v2:NLP+ 归一
15.88	手术记录	直肠手术	是,否	v2:NLP+ 归一
15.89	手术记录	贮袋形式	是,否,J 形,S 形,T 形,W 形,其他	v2:NLP+ 归一
15.90	手术记录	自主神经保护	是,否 Ⅰ型:完全保留 Ⅱ型:切除下腹神经丛,保留双侧盆丛 Ⅲ型:保留单侧骨盆丛 Ⅳ型:完全切除	v2:NLP+ 归一

一、炎症性肠病标准基础数据集

序号	子模块	数据元名称	值域 / 数据类型	数据加工类型
15.91	手术记录	离体标本;切除小肠长度(单位:cm)	数值	v2:NLP+ 归一
15.92	手术记录	离体标本;切除结肠长度(单位:cm)	数值	v2:NLP+ 归一
15.93	手术记录	离体标本;肠腔狭窄	是,否	v2:NLP+ 归一
15.94	手术记录	离体标本;肠道病变狭窄数目	数值	v2:NLP+ 归一
15.95	手术记录	离体标本;肠道病变狭窄最长(单位:cm)	数值	v2:NLP+ 归一
15.96	手术记录	离体标本;肠道病变狭窄最短(单位:cm)	数值	v2:NLP+ 归一
15.97	手术记录	离体标本;肠系膜切除面积 [长径(cm) × 短径(cm)]	数值	v2:NLP+ 归一
15.98	手术记录	离体标本;铺路石样改变	是,否	v2:NLP+ 归一
15.99	手术记录	离体标本;纵行溃疡	是,否	v2:NLP+ 归一
15.100	手术记录	手术附记	文本	v2:NLP+ 归一

15.
手术治疗

16. 随访

模块名称	参考标准
随访	炎症性肠病诊断与治疗的共识意见(2018 年·北京)

序号	数据元名称	值域 / 数据类型	数据加工类型
16.1	随访日期	YYYY-MM-DD	v1: 直接映射
16.2	随访方式	电话,其他	v1: 直接映射
16.3	体重(单位:kg)	数值	v1: 直接映射
16.4	症状	文本	v1: 直接映射
16.5	CDAI 评分	数值	v1: 直接映射
16.6	IBDQ	数值	v1: 直接映射
16.7	是否服用药物	是,否	v1: 直接映射
16.8	服用药物名称	文本	v1: 直接映射
16.9	白细胞计数(单位：$\times 10^9$/L)	数值	v1: 直接映射

序号	数据元名称	值域/数据类型	数据加工类型
16.10	血红蛋白(单位:g/L)	数值	v1:直接映射
16.11	血小板计数(单位:×10^9/L)	数值	v1:直接映射
16.12	C反应蛋白(单位:mg/dl)	数值	v1:直接映射
16.13	红细胞沉降率(单位:mm/h)	数值	v1:直接映射
16.14	粪钙卫蛋白(单位:μg/g)	数值	v1:直接映射
16.15	6-硫鸟嘌呤核苷酸(单位:pmol/10^{6}RBC)	数值	v1:直接映射
16.16	生物制剂的药物浓度	数值	v1:直接映射
16.17	生物制剂的抗药抗体	数值	v1:直接映射

16.
随
访

17. 样本库

模块名称	参考标准
样本库	专家推荐

序号	数据元名称	值域 / 数据类型	数据加工类型
17.1	是否留样本	是,否	v1: 直接映射
17.2	样本编号	文本	v1: 直接映射
17.3	样本类型	血清,血浆,DNA,粪便,黏膜,手术标本	v1: 直接映射
17.4	样本采集部位	文本	v1: 直接映射
17.5	样本定量	数值	v1: 直接映射
17.6	单位	文本	v1: 直接映射
17.7	样本入库日期	YYYY-MM-DD	v1: 直接映射
17.8	样本出库日期	YYYY-MM-DD	v1: 直接映射
17.9	样本存储位置	文本	v1: 直接映射
17.10	出库样本编号	文本	v1: 直接映射

二、炎症性肠病标准核心数据集

1. 患者人口学信息

模块名称	参考标准
患者人口学信息	中华人民共和国卫生行业标准 WS 445.10—2014 电子病历基本数据集　第 10 部分: 住院病案首页

序号	数据元名称	值域 / 数据类型	数据加工类型
1.1	患者姓名	文本	v1: 直接映射
1.2	性别	男,女,未知,未说明	v1: 直接映射
1.3	年龄	数值	v1: 直接映射
1.4	教育程度	文盲,小学,初中,中专,高中,大专,本科,硕士及以上,其他	v1: 直接映射

2. 现病史

模块名称	参考标准
现病史	中华人民共和国卫生行业标准 WS 445.10—2014 电子病历基本数据集　第 10 部分：住院病案首页 病历书写基本规范（2010 年版） HL7 China CDA 规范——出院摘要（试行） 炎症性肠病诊断与治疗的共识意见（2018 年·北京）

序号	子模块	数据元名称	值域 / 数据类型	数据加工类型
2.1	现病史	确诊时间	YYYY–MM–DD	v2:NLP+ 归一
2.2	现病史	起病时间	YYYY–MM–DD	v2:NLP+ 归一
2.3	现病史	氨基水杨酸制剂用药史	无,柳氮磺吡啶,巴柳氮,奥沙拉秦,美沙拉秦(片剂、颗粒剂、栓剂、灌肠剂、泡沫剂、凝胶剂)	v2:NLP+ 归一
2.4	现病史	激素类用药史	无,泼尼松,甲泼尼龙,地塞米松,氢化可的松,布地奈德	v2:NLP+ 归一
2.5	现病史	免疫抑制剂类用药史	无,硫唑嘌呤,甲氨蝶呤,巯嘌呤,环孢素,沙利度胺	v2:NLP+ 归一

序号	子模块	数据元名称	值域 / 数据类型	数据加工类型
2.6	现病史	生物制剂类用药史	无,英夫利西单抗,阿达木单抗,维得利珠单抗,乌司奴单抗,临床试验用药,其他	v2:NLP+ 归一
2.7	现病史	是否有手术史	是,否	v2:NLP+ 归一
2.8	现病史	手术方式	文本	v2:NLP+ 归一
2.9	现病史	手术时间	YYYY-MM-DD	v2:NLP+ 归一

二、炎症性肠病标准核心数据集

3. 个人史

模块名称	参考标准
个人史	中华人民共和国卫生行业标准 WS 445.12—2014 电子病历基本数据集　第 12 部分：入院记录 病历书写基本规范（2010 年版）

序号	子模块	数据元名称	值域 / 数据类型	数据加工类型
3.1	个人史	吸烟史	是，否	v2:NLP+ 归一

4. 体格检查

模块名称	参考标准
体格检查	中华人民共和国卫生行业标准 WS 445.12—2014 电子病历基本数据集　第 12 部分：入院记录 病历书写基本规范（2010 年版） HL7 China CDA 规范——出院摘要（试行）

序号	数据元名称	值域 / 数据类型	数据加工类型
4.1	体重指数（BMI）	数值	v2:NLP+ 归一

5. 诊断信息

模块名称	参考标准
诊断信息	国际疾病分类(ICD-10)

序号	子模块	数据元名称	值域 / 数据类型	数据加工类型
5.1	诊断	诊断来源	门诊,出院	v2:NLP+ 归一
5.2	诊断	主要诊断	克罗恩病,溃疡性结肠炎,炎症性肠病未定型	v2:NLP+ 归一
5.3	克罗恩病蒙特利尔分型	确诊年龄(A)	A1 : ≤ 16 岁 A2 : 17 ~ 40 岁 A3 : > 40 岁	v2:NLP+ 归一
5.4	克罗恩病蒙特利尔分型	病变部位(L)	L1 : 回肠末端 L2 : 结肠 L3 : 回结肠 L4 : 上消化道 L1+L4 : 回肠末端 + 上消化道 L2+L4 : 结肠 + 上消化道 L3+L4 : 回结肠 + 上消化道	v2:NLP+ 归一

序号	子模块	数据元名称	值域 / 数据类型	数据加工类型
5.5	克罗恩病蒙特利尔分型	疾病行为（B）	B1：非狭窄非穿透 B2：狭窄 B3：穿透 B1p：非狭窄非穿透 + 肛周病变 B2p：狭窄 + 肛周病变 B3p：穿透 + 肛周病变	v2:NLP+ 归一
5.6	克罗恩病蒙特利尔分型	疾病分期	活动期,缓解期	v2:NLP+ 归一
5.7	克罗恩病蒙特利尔分型	疾病活动度	轻度,中度,重度	v2:NLP+ 归一
5.8	溃疡性结肠炎疾病分型	临床分型	初发型,慢性复发型	v2:NLP+ 归一
5.9	溃疡性结肠炎疾病分型	病变部位（E）	E1：直肠型 E2：左半结肠型 E3：广泛结肠型	v2:NLP+ 归一
5.10	溃疡性结肠炎疾病分型	疾病分期	活动期,缓解期	v2:NLP+ 归一
5.11	溃疡性结肠炎疾病分型	疾病活动度	轻度,中度,重度	v2:NLP+ 归一
5.12	溃疡性结肠炎疾病分型	肠外表现	皮肤黏膜表现(坏疽性脓皮病、结节性红斑、口腔溃疡等),眼部病变(虹膜炎、葡萄膜炎等),胆道疾病(原发性硬化性胆管炎),关节损伤(外周关节炎、强直性脊柱炎等)	v3: 逻辑加工
5.13	溃疡性结肠炎疾病分型	并发症、合并症	难辨梭状芽孢杆菌感染,真菌感染,巨细胞病毒感染,肠梗阻,肠穿孔,中毒性巨结肠	v3: 逻辑加工

序号	子模块	数据元名称	值域 / 数据类型	数据加工类型
5.14	溃疡性结肠炎改良的 Mayo 活动性评分	内镜发现	0 分: 正常或无活动性病变 1 分: 轻度病变 2 分: 中度病变 3 分: 重度病变	v3: 逻辑加工
5.15	溃疡性结肠炎改良的 Mayo 活动性评分	活动性	临床缓解: 总分 ≤ 2 分且无单个评分 > 1 分 轻度活动: 总分为 3 ~ 5 分 中度活动: 总分为 6 ~ 10 分 重度活动: 总分为 11 ~ 12 分	v3: 逻辑加工

5.
诊断信息

6. 实验室检查

模块名称	参考标准
实验室检查	中华人民共和国卫生行业标准 WS 445.4—2014 电子病历基本数据集　第 4 部分:检查检验记录 检验方法与项目名称遵循 LOINC 标准

序号	子模块	数据元名称	值域 / 数据类型	数据加工类型
6.1.1	血常规	白细胞(单位:$\times 10^9$/L)	数值	v2:NLP+ 归一
6.1.2	血常规	红细胞比容(单位:%)	数值	v2:NLP+ 归一
6.1.3	血常规	血红蛋白(单位:g/L)	数值	v2:NLP+ 归一
6.1.4	血常规	血小板计数(单位:$\times 10^9$/L)	数值	v2:NLP+ 归一
6.1.5	血常规	送检时间	YYYY–MM–DD	v1:直接映射
6.2.1	血沉	红细胞沉降率(单位:mm/h)	数值	v2:NLP+ 归一
6.3.1	粪便检测	粪钙卫蛋白(单位:μg/g)	数值	v2:NLP+ 归一
6.3.2	粪便检测	送检时间	YYYY–MM–DD	v1:直接映射

序号	子模块	数据元名称	值域/数据类型	数据加工类型
6.4.1	C 反应蛋白	C 反应蛋白(单位:mg/dl)	数值	v2:NLP+ 归一
6.4.2	C 反应蛋白	送检时间	YYYY–MM–DD	v1: 直接映射
6.5.1	结核试验	γ–干扰素释放试验	阴性,阳性 具体数值	v2:NLP+ 归一
6.5.2	结核试验	送检时间	YYYY–MM–DD	v1: 直接映射
6.6.1	巨细胞病毒检测	巨细胞病毒 DNA(单位:copies/ml)	数值	v2:NLP+ 归一
6.6.2	巨细胞病毒检测	检验时间	YYYY–MM–DD	v1: 直接映射
6.7.1	艰难梭菌检测	艰难梭菌毒素 A/B	阴性,阳性	v2:NLP+ 归一
6.7.2	艰难梭菌检测	大便艰难梭菌培养	阴性,阳性	v2:NLP+ 归一
6.7.3	艰难梭菌检测	送检时间	YYYY–MM–DD	v1: 直接映射
6.8.1	营养监测组合	25 羟基维生素 D(ng/ml)	数值	v2:NLP+ 归一
6.8.2	营养监测组合	检验时间	YYYY–MM–DD	v1: 直接映射

6.
实验室检查

7. 内镜检查

模块名称	参考标准
内镜检查	炎症性肠病诊断与治疗的共识意见(2018年·北京)

序号	子模块	数据元名称	值域 / 数据类型	数据加工类型
7.1	肠镜检查(克罗恩病)	累及肠段	直肠,乙状结肠,降结肠,横结肠,升结肠,盲肠,回肠末端	v2:NLP+ 归一
7.2	肠镜检查(克罗恩病)	溃疡	无,有	v2:NLP+ 归一
7.3	肠镜检查(克罗恩病)	溃疡形式	浅溃疡,深溃疡	v2:NLP+ 归一
7.4	肠镜检查(克罗恩病)	溃疡大小	阿弗他溃疡(0.1 ~ 0.5cm),大溃疡(0.5 ~ 2cm),巨大溃疡(大于2cm)	v2:NLP+ 归一
7.5	肠镜检查(克罗恩病)	并发症狭窄	无,有	v2:NLP+ 归一
7.6	肠镜检查(克罗恩病)	狭窄部位	直肠,乙状结肠,降结肠,横结肠,升结肠,盲肠,回肠末端	v2:NLP+ 归一
7.7	肠镜检查(克罗恩病)	狭窄性质	单节段(内镜可通过),多节段(内镜可通过),内镜无法通过	v2:NLP+ 归一
7.8	肠镜检查(克罗恩病)	并发症瘘	无,有	v2:NLP+ 归一

二、炎症性肠病标准核心数据集

序号	子模块	数据元名称	值域 / 数据类型	数据加工类型
7.9	肠镜检查(克罗恩病)	瘘部位	直肠,乙状结肠,降结肠,横结肠,升结肠,盲肠,回肠末端	v2:NLP+ 归一
7.10	肠镜检查(溃疡性结肠炎)	糜烂和溃疡	0 分:正常黏膜,无可见糜烂或溃疡 1 分:糜烂(≤ 5mm),白色或黄色,边缘平坦 2 分:浅表性溃疡(> 5mm) 3 分:深溃疡	v2:NLP+ 归一
7.11	肠镜检查(术后患者)	Rutgeerts 评分	i0:没有病损 i1:≤ 5 个阿弗他溃疡 i2:> 5 个阿弗他溃疡,在各个病损之间仍有正常黏膜,或节段性大病损,或病损局限于回肠 – 结肠吻合口处(< 1cm) i3:弥漫性阿弗他回肠炎伴弥漫性黏膜炎症 i4:弥漫性黏膜炎症并大溃疡、结节和 / 或狭窄	v2:NLP+ 归一
7.12	肠镜检查(术后患者)	病损范围	局限于回肠 – 结肠吻合口处(< 1cm),节段性,弥漫性	v2:NLP+ 归一
7.13	肠镜检查(术后患者)	病损性质	黏膜炎,阿弗他溃疡,大溃疡,结节,狭窄	v2:NLP+ 归一
7.14	肠镜检查	检查日期	YYYY–MM–DD	v1: 直接映射
7.15	肠镜检查	检查所见	文本	v1: 直接映射
7.16	肠镜检查	检查结论	文本	v1: 直接映射

8. 超声检查

模块名称	参考标准
超声检查	炎症性肠病诊断与治疗的共识意见(2018年·北京)

序号	子模块	数据元名称	值域 / 数据类型	数据加工类型
8.1.1	肠道超声	整体肠道病灶位置	直肠,乙状结肠,降结肠,横结肠,升结肠,回盲部,回肠末段,小肠	v2:NLP+ 归一
8.1.2	肠道超声	整体肠道病灶数量	1个,2个,3个,4个,5个,6个,7个,8个,9个,10个,11个,12个	v2:NLP+ 归一
8.1.3	肠道超声	狭窄肠段 / 病变最严重处的肠道节段	文本	v2:NLP+ 归一
8.1.4	肠道超声	狭窄肠段 / 病变最严重处的肠道厚度(单位:cm)	数值	v2:NLP+ 归一
8.1.5	肠道超声	狭窄肠段 / 病变最严重处的肠道累及长度(单位:cm)	数值	v2:NLP+ 归一
8.1.6	肠道超声	层次结构	正常,欠佳,消失	v2:NLP+ 归一
8.1.7	肠道超声	浆膜层	轮廓光滑,渗出样改变	v2:NLP+ 归一
8.1.8	肠道超声	蠕动	差,佳,消失	v2:NLP+ 归一
8.1.9	肠道超声	肠壁血流 Limberg 分级	0级,1级,2级,3级,4级	v2:NLP+ 归一

序号	子模块	数据元名称	值域/数据类型	数据加工类型
8.1.10	肠道超声	并发症致肠腔狭窄	是,否	v2:NLP+归一
8.1.11	肠道超声	近端小肠扩张	是,否	v2:NLP+归一
8.1.12	肠道超声	肠壁弹性模量(单位:kPa)	数值	v2:NLP+归一
8.1.13	肠道超声	肠腔狭窄	是,否	v2:NLP+归一
8.1.14	肠道超声	有无肠瘘	无,有	v2:NLP+归一
8.1.15	肠道超声	是否脓腔	是,否	v2:NLP+归一
8.1.16	肠道超声	阑尾增粗	是,否	v2:NLP+归一
8.1.17	肠道超声	检查日期	YYYY–MM–DD	v1:直接映射
8.1.18	肠道超声	检查所见	文本	v1:直接映射
8.1.19	肠道超声	检查结论	文本	v1:直接映射
8.2.1	肠道超声造影	整体肠道病灶位置	直肠,乙状结肠,降结肠,横结肠,升结肠,回盲部,回肠末段,小肠	v2:NLP+归一
8.2.2	肠道超声造影	整体肠道病灶数量	1个,2个,3个,4个,5个,6个,7个,8个,9个,10个,11个,12个	v2:NLP+归一
8.2.3	肠道超声造影	狭窄肠段/病变最严重处的肠道节段	文本	v2:NLP+归一
8.2.4	肠道超声造影	狭窄肠段/病变最严重处的肠道厚度(单位:cm)	数值	v2:NLP+归一
8.2.5	肠道超声造影	狭窄肠段/病变最严重处的肠道累及长度(单位:cm)	数值	v2:NLP+归一
8.2.6	肠道超声造影	层次结构	正常,欠佳,消失	v2:NLP+归一
8.2.7	肠道超声造影	浆膜层	轮廓光滑,渗出样改变	v2:NLP+归一
8.2.8	肠道超声造影	蠕动	差,佳,消失	v2:NLP+归一
8.2.9	肠道超声造影	肠壁血致 Limberg 分级	0级,1级,2级,3级,4级	v2:NLP+归一

序号	子模块	数据元名称	值域 / 数据类型	数据加工类型
8.2.10	肠道超声造影	并发症致肠腔狭窄	是,否	v2:NLP+ 归一
8.2.11	肠道超声造影	近端小肠扩张	是,否	v2:NLP+ 归一
8.2.12	肠道超声造影	肠壁弹性模量(单位:kPa)	数值	v2:NLP+ 归一
8.2.13	肠道超声造影	肠腔狭窄	是,否	v2:NLP+ 归一
8.2.14	肠道超声造影	有无肠瘘	无,有	v2:NLP+ 归一
8.2.15	肠道超声造影	是否脓腔	是,否	v2:NLP+ 归一
8.2.16	肠道超声造影	阑尾增粗	是,否	v2:NLP+ 归一
8.2.17	肠道超声造影	静脉超声探查部位	直肠,乙状结肠,降结肠,横结肠,升结肠,回盲部,回肠末段,小肠	v2:NLP+ 归一
8.2.18	肠道超声造影	静脉超声探查组数	1组,2组,3组,4组,5组,6组	v2:NLP+ 归一
8.2.19	肠道超声造影	增强模式	全层弱增强,黏膜下层增强,由内向外全层增强,全层迅速增强	v2:NLP+ 归一
8.2.20	肠道超声造影	开始增强时间(单位:秒)	数值	v2:NLP+ 归一
8.2.21	肠道超声造影	到达峰值时间(单位:秒)	数值	v2:NLP+ 归一
8.2.22	肠道超声造影	消退时间(单位:秒)	数值	v2:NLP+ 归一
8.2.23	肠道超声造影	疾病分期	缓解期,轻度活动期,中重度活动期	v2:NLP+ 归一
8.2.24	肠道超声造影	检查日期	YYYY-MM-DD	v1: 直接映射
8.2.25	肠道超声造影	检查所见	文本	v1: 直接映射
8.2.26	肠道超声造影	检查结论	文本	v1: 直接映射

二、炎症性肠病标准核心数据集

9. 影像学检查

模块名称	参考标准
影像学检查	炎症性肠病诊断与治疗的共识意见(2018 年·北京)

序号	子模块	数据元名称	值域 / 数据类型	数据加工类型
9.1.1	腹部 CT 检查	检查日期	YYYY-MM-DD	v1: 直接映射
9.1.2	腹部 CT 检查	检查所见	文本	v1: 直接映射
9.1.3	腹部 CT 检查	检查结论	文本	v1: 直接映射
9.2.1	CTE/MRE 检查	整体肠道病灶位置	胃,十二指肠,空肠,回肠,回肠末段,回盲瓣,回盲部,盲肠,升结肠,横结肠,降结肠,乙状结肠,直肠	v2:NLP+ 归一
9.2.2	CTE/MRE 检查	病变累计长度(单位:cm)	数值	v2:NLP+ 归一
9.2.3	CTE/MRE 检查	最厚肠壁厚度(单位:cm)	数值	v2:NLP+ 归一
9.2.4	CTE/MRE 检查	溃疡	是,否	v2:NLP+ 归一

序号	子模块	数据元名称	值域 / 数据类型	数据加工类型
9.2.5	CTE/MRE 检查	增强扫描	文本	v2:NLP+ 归一
9.2.6	CTE/MRE 检查	梳状征	是,否	v2:NLP+ 归一
9.2.7	MRE 检查	病灶磁化传递率(MTR)	数值	v2:NLP+ 归一
9.2.8	CTE/MRE 检查	狭窄	是,否	v2:NLP+ 归一
9.2.9	CTE/MRE 检查	狭窄累计长度	数值	v2:NLP+ 归一
9.2.10	CTE/MRE 检查	最狭窄处内径(单位:mm)	数值	v2:NLP+ 归一
9.2.11	CTE/MRE 检查	近端肠管是否扩张	是,否	v2:NLP+ 归一
9.2.12	CTE/MRE 检查	扩张程度	轻度(3 ~ 4cm),中重度(> 4cm)	v2:NLP+ 归一
9.2.13	CTE/MRE 检查	扩张最大径(单位:cm)	数值	v2:NLP+ 归一
9.2.14	CTE/MRE 检查	穿透性并发症	是,否	v2:NLP+ 归一
9.2.15	CTE/MRE 检查	病变肠道可见	瘘管,脓肿,炎性肿块,穿孔	v2:NLP+ 归一
9.2.16	CTE/MRE 检查	肠瘘性质	单纯性,复杂性	v2:NLP+ 归一
9.2.17	MRE 检查	肛周病变	是,否	v2:NLP+ 归一
9.2.18	MRE 检查	肛周病变描述	文本	v2:NLP+ 归一
9.2.19	CTE/MRE 检查	检查日期	YYYY-MM-DD	v1: 直接映射
9.2.20	CTE/MRE 检查	检查所见	文本	v1: 直接映射
9.2.21	CTE/MRE 检查	检查结论	文本	v1: 直接映射

二、炎症性肠病标准核心数据集

10. 病理及免疫组化

模块名称	参考标准
病理及免疫组化	中华人民共和国卫生行业标准 WS 445.4—2014 电子病历基本数据集　第 4 部分：检查检验记录

序号	子模块	数据元名称	值域 / 数据类型	数据加工类型
10.1.1	肠镜活检病理	病变部位	回肠末端,回盲瓣,回盲部,盲肠,升结肠,横结肠,降结肠,乙状结肠,直肠	v2:NLP+ 归一
10.1.2	肠镜活检病理	活动性	轻度活动性,中度活动性,重度活动性,非活动性	v2:NLP+ 归一
10.1.3	肠镜活检病理	是否慢性肠炎	是,否	v2:NLP+ 归一
10.1.4	肠镜活检病理	活动性炎症	无,散在隐窝炎,明显隐窝炎,隐窝脓肿,糜烂,溃疡	v2:NLP+ 归一
10.1.5	肠镜活检病理	肉芽肿	是,否	v2:NLP+ 归一
10.1.6	肠镜活检病理	肉芽肿最大直径(单位:mm)	数值	v2:NLP+ 归一
10.1.7	肠镜活检病理	异型增生	无,低级别异型增生,高级别异型增生,不确定性异型增生	v2:NLP+ 归一

序号	子模块	数据元名称	值域 / 数据类型	数据加工类型
10.2.1	小肠镜活检病理	十二指肠 / 空肠 / 回肠	未见明确异常,活动性慢性十二指肠炎,慢性十二指肠炎,其他	v2:NLP+ 归一
10.2.2	小肠镜活检病理	炎症分布	局灶性,弥漫性	v2:NLP+ 归一
10.2.3	小肠镜活检病理	活动性炎	无,散在隐窝炎,明显隐窝炎,糜烂,溃疡	v2:NLP+ 归一
10.2.4	小肠镜活检病理	肉芽肿	是,否	v2:NLP+ 归一
10.2.5	小肠镜活检病理	肉芽肿最大直径(单位:mm)	数值	v2:NLP+ 归一
10.3.1	胃镜活检病理	食管	未见明确异常,糜烂性食管炎,上皮内淋巴细胞增多,交界性淋巴细胞浸润,其他	v2:NLP+ 归一
10.3.2	胃镜活检病理	肉芽肿	是,否	v2:NLP+ 归一
10.3.3	胃镜活检病理	肉芽肿最大直径(单位:mm)	数值	v2:NLP+ 归一
10.3.4	胃镜活检病理	胃体	未见明确异常,局灶增强性胃炎,非活动性胃炎,慢性活动性幽门螺杆菌胃炎,其他	v2:NLP+ 归一
10.3.5	胃镜活检病理	肉芽肿	是,否	v2:NLP+ 归一
10.3.6	胃镜活检病理	肉芽肿最大直径(单位:mm)	数值	v2:NLP+ 归一
10.3.7	胃镜活检病理	胃窦	未见明确异常,局灶增强性胃炎,非活动性胃炎,慢性活动性幽门螺杆菌胃炎,其他	v2:NLP+ 归一
10.3.8	胃镜活检病理	肉芽肿	是,否	v2:NLP+ 归一
10.3.9	胃镜活检病理	肉芽肿最大直径(单位:mm)	数值	v2:NLP+ 归一

二、炎症性肠病标准核心数据集

序号	子模块	数据元名称	值域 / 数据类型	数据加工类型
10.3.10	胃镜活检病理	十二指肠	未见明确异常,活动性慢性十二指肠炎,慢性十二指肠炎,其他	v2:NLP+ 归一
10.3.11	胃镜活检病理	肉芽肿	是,否	v2:NLP+ 归一
10.3.12	胃镜活检病理	肉芽肿最大直径(单位:mm)	数值	v2:NLP+ 归一
10.4.1	手术标本大体描述	病变部位及长度	文本	v2:NLP+ 归一
10.4.2	手术标本显微镜下描述	活动性炎	无,隐窝炎,隐窝脓肿,糜烂,溃疡,裂隙状溃疡,脓肿(肠壁 / 浆膜下层)	v2:NLP+ 归一
10.4.3	手术标本显微镜下描述	炎症分布模式	无法判断,节段性,连续性	v2:NLP+ 归一
10.4.4	手术标本显微镜下描述	结构改变	无,隐窝分支,异常隐窝形状,隐窝缺失,隐窝缩短,隐窝延长,基底浆细胞增多,结肠表面绒毛化,小肠绒毛变短、变平	v2:NLP+ 归一
10.4.5	手术标本显微镜下描述	透壁性炎	无,有	v2:NLP+ 归一
10.4.6	手术标本显微镜下描述	纤维组织增生	无,有(黏膜下层、浆膜下层)	v2:NLP+ 归一
10.4.7	手术标本显微镜下描述	肌层增生	无,黏膜肌层增厚,固有肌层增厚,固有肌层与黏膜肌层融合	v2:NLP+ 归一
10.4.8	手术标本显微镜下描述	肉芽肿	无,有	v2:NLP+ 归一
10.4.9	手术标本显微镜下描述	肉芽肿最大直径(单位:mm)	数值	v2:NLP+ 归一
10.4.10	手术标本显微镜下描述	异型增生	无,低级别,高级别,不确定性	v2:NLP+ 归一
10.4.11	手术标本显微镜下描述	切缘	未见明显病变,慢性肠炎,透壁性炎,肠壁纤维组织增生,肉芽肿	v2:NLP+ 归一

10. 病理及免疫组化

序号	子模块	数据元名称	值域 / 数据类型	数据加工类型
10.4.12	手术标本显微镜下描述	阑尾	未见明显病变,慢性阑尾炎,可见肉芽肿(最大直径:____mm),未送检,其他	v2:NLP+ 归一
10.4.13	手术标本显微镜下描述	肠系膜血管及肠壁血管	未见明显病变,血管壁增厚,管腔狭窄(个别血管、多量血管)血管炎,未见肠系膜血管,其他	v2:NLP+ 归一
10.4.14	手术标本显微镜下描述	淋巴结	未见肉芽肿,可见肉芽肿,未送检	v2:NLP+ 归一

二、炎症性肠病标准核心数据集

11. 药物治疗

模块名称	参考标准
药物治疗	炎症性肠病诊断与治疗的共识意见（2018 年·北京）

序号	子模块	数据元名称	值域 / 数据类型	数据加工类型
11.1	医嘱	氨基水杨酸类制剂使用	是,否	v3: 逻辑加工
11.2	医嘱	氨基水杨酸类制剂名称	美沙拉秦,柳氮磺吡啶,奥沙拉秦	v2:NLP+ 归一
11.3	医嘱	氨基水杨酸类制剂剂量	数值	v1: 直接映射
11.4	医嘱	氨基水杨酸类制剂频次	数值	v1: 直接映射
11.5	医嘱	氨基水杨酸类制剂用药途径	口服,灌肠,栓剂	v1: 直接映射
11.6	医嘱	医嘱开始时间	YYYY–MM–DD	v1: 直接映射
11.7	医嘱	医嘱结束时间	YYYY–MM–DD	v1: 直接映射
11.8	医嘱	糖皮质激素类药物使用	是,否	v3: 逻辑加工
11.9	医嘱	糖皮质激素类药物名称	甲泼尼龙,泼尼松,地塞米松,氢化可的松,布地奈德	v2:NLP+ 归一

序号	子模块	数据元名称	值域/数据类型	数据加工类型
11.10	医嘱	糖皮质激素类药物剂量	数值	v1: 直接映射
11.11	医嘱	糖皮质激素类药物频次	数值	v1: 直接映射
11.12	医嘱	糖皮质激素类药物用药途径	口服,静脉滴注,灌肠,局部	v1: 直接映射
11.13	医嘱	医嘱开始时间	YYYY-MM-DD	v1: 直接映射
11.14	医嘱	医嘱结束时间	YYYY-MM-DD	v1: 直接映射
11.15	医嘱	免疫抑制剂类药物使用	是,否	v3: 逻辑加工
11.16	医嘱	免疫抑制剂类药物名称	硫唑嘌呤,巯嘌呤,甲氨蝶呤,沙利度胺,环孢素,他克莫司	v2:NLP+ 归一
11.17	医嘱	免疫抑制剂类药物剂量	数值	v1: 直接映射
11.18	医嘱	免疫抑制剂类药物频次	数值	v1: 直接映射
11.19	医嘱	免疫抑制剂类药物用药途径	口服,静脉滴注	v1: 直接映射
11.20	医嘱	医嘱开始时间	YYYY-MM-DD	v1: 直接映射
11.21	医嘱	医嘱结束时间	YYYY-MM-DD	v1: 直接映射
11.22	医嘱	生物制剂类药物使用	是,否	v3: 逻辑加工
11.23	医嘱	生物制剂类药物名称	英夫利西单抗,阿达木单抗,维得利珠单抗,乌司奴单抗,其他	v2:NLP+ 归一
11.24	医嘱	生物制剂类药物剂量	数值	v1: 直接映射
11.25	医嘱	生物制剂类药物用药途径	口服,静脉滴注,皮下注射,肌内注射	v1: 直接映射
11.26	医嘱	医嘱开始时间	YYYY-MM-DD	v1: 直接映射
11.27	医嘱	医嘱结束时间	YYYY-MM-DD	v1: 直接映射

二、炎症性肠病标准核心数据集

12. 手术治疗

模块名称	参考标准
手术治疗	炎症性肠病诊断与治疗的共识意见(2018年·北京)

序号	子模块	数据元名称	值域 / 数据类型	数据加工类型
15.1	手术记录	手术总时长	数值	v2:NLP+ 归一
15.2	手术记录	手术名称	文本	v2:NLP+ 归一
15.3	手术记录	出血量(单位:ml)	数值	v2:NLP+ 归一
15.4	手术记录	手术类别	急诊,择期	v2:NLP+ 归一
15.5	手术记录	主要腹部切口长度(单位:cm)	数值	v2:NLP+ 归一
15.6	手术记录	肠道情况	空虚,充粪,充气,充气 + 充粪	v2:NLP+ 归一
15.7	手术记录	病变近端肠管扩张	是,否	v2:NLP+ 归一
15.8	手术记录	扩张肠管最大径(单位:cm)	数值	v2:NLP+ 归一
15.9	手术记录	病变范围	单发,多发	v2:NLP+ 归一

序号	子模块	数据元名称	值域 / 数据类型	数据加工类型
15.10	手术记录	肠管节段性狭窄	是,否	v2:NLP+ 归一
15.11	手术记录	肠管狭窄	单发,多发	v2:NLP+ 归一
15.12	手术记录	肠管狭窄具体长度(单位:cm)	数值	v2:NLP+ 归一
15.13	手术记录	炎性包块	是,否	v2:NLP+ 归一
15.14	手术记录	炎性包块部位	文本	v2:NLP+ 归一
15.15	手术记录	炎性包块大小	文本	v2:NLP+ 归一
15.16	手术记录	腹腔脓肿	是,否	v2:NLP+ 归一
15.17	手术记录	腹腔脓肿部位	文本	v2:NLP+ 归一
15.18	手术记录	腹腔脓肿大小	文本	v2:NLP+ 归一
15.19	手术记录	肠内瘘	是,否	v2:NLP+ 归一
15.20	手术记录	肠皮瘘	是,否	v2:NLP+ 归一
15.21	手术记录	肠膀胱瘘	是,否	v2:NLP+ 归一
15.22	手术记录	肉眼淋巴结肿大	是,否	v2:NLP+ 归一
15.23	手术记录	肠系膜肉眼改变	无,增厚	v2:NLP+ 归一
15.24	手术记录	爬行脂肪	是,否	v2:NLP+ 归一
15.25	手术记录	累及的脏器	文本	v2:NLP+ 归一
15.26	手术记录	开腹手术	是,否	v2:NLP+ 归一
15.27	手术记录	机器人	完全,辅助,NOSE,中转开腹	v2:NLP+ 归一

二、炎症性肠病标准核心数据集

序号	子模块	数据元名称	值域 / 数据类型	数据加工类型
15.28	手术记录	腹腔镜	完全,辅助,NOSE,中转开腹	v2:NLP+ 归一
15.29	手术记录	分期手术	一期手术,二期手术	v2:NLP+ 归一
15.30	手术记录	吻合	一期吻合,二期吻合	v2:NLP+ 归一
15.31	手术记录	肠造口	是,否	v2:NLP+ 归一
15.32	手术记录	肠系膜切除面积 [长径(cm) × 短径(cm)]	数值	v2:NLP+ 归一
15.33	手术记录	小肠切除(单位:cm)	数值	v2:NLP+ 归一
15.34	手术记录	结肠切除(单位:cm)	数值	v2:NLP+ 归一
15.35	手术记录	吻合方法	手工缝合,单吻合器,双吻合器	v2:NLP+ 归一
15.36	手术记录	吻合方式	端 – 端吻合,端 – 侧吻合,侧 – 侧吻合	v2:NLP+ 归一
15.37	手术记录	吻合器类型	管状,线型	v2:NLP+ 归一
15.38	手术记录	吻合口缝合加固	是,否	v2:NLP+ 归一
15.39	手术记录	吻合口缝合加固	全层,浆肌层	v2:NLP+ 归一
15.40	手术记录	吻合口缝合加固	可吸收线,不可吸收线	v2:NLP+ 归一
15.41	手术记录	小肠狭窄成形术	Heineke–Mikulicz,Finney,side-to-side isoperistaltic,否	v2:NLP+ 归一
15.42	手术记录	肠造口	是,否	v2:NLP+ 归一
15.43	手术记录	造口类型	单腔,双腔,其他	v2:NLP+ 归一

12.
手术治疗

序号	子模块	数据元名称	值域 / 数据类型	数据加工类型
15.44	手术记录	造口部位	空肠,回肠,盲肠,横结肠,降结肠,乙状结肠,回肠代膀胱	v2:NLP+ 归一
15.45	手术记录	离体标本;切除小肠长度(单位:cm)	数值	v2:NLP+ 归一
15.46	手术记录	离体标本;切除结肠长度(单位:cm)	数值	v2:NLP+ 归一
15.47	手术记录	离体标本;肠腔狭窄	是,否	v2:NLP+ 归一
15.48	手术记录	离体标本;肠道病变狭窄数目	数值	v2:NLP+ 归一
15.49	手术记录	离体标本;肠道病变狭窄最长(单位:cm)	数值	v2:NLP+ 归一
15.50	手术记录	离体标本;肠道病变狭窄最短(单位:cm)	数值	v2:NLP+ 归一
15.51	手术记录	离体标本;肠系膜切除面积 [长径(cm) × 短径(cm)]	数值	v2:NLP+ 归一
15.52	手术记录	离体标本;铺路石样改变	是,否	v2:NLP+ 归一
15.53	手术记录	离体标本;纵行溃疡	是,否	v2:NLP+ 归一

二、炎症性肠病标准核心数据集

13. 随访

模块名称	参考标准
随访	炎症性肠病诊断与治疗的共识意见(2018 年·北京)

序号	数据元名称	值域 / 数据类型	数据加工类型
13.1	体重(单位:kg)	数值	v1: 直接映射
13.2	CDAI 评分	数值	v1: 直接映射
13.3	C 反应蛋白(单位:mg/dl)	数值	v1: 直接映射
13.4	红细胞沉降率(单位:mm/h)	数值	v1: 直接映射
13.5	粪钙卫蛋白(单位:μg/g)	数值	v1: 直接映射
13.6	6– 硫鸟嘌呤核苷酸(单位:pmol/10^6RBC)	数值	v1: 直接映射

14. 样本库

模块名称	参考标准
样本库	专家推荐

序号	数据元名称	值域 / 数据类型	数据加工类型
14.1	是否留样本	是,否	v1: 直接映射
14.2	样本编号	文本	v1: 直接映射
14.3	样本类型	血清,尿液,粪便,黏膜,手术标本	v1: 直接映射
14.4	样本采集部位	文本	v1: 直接映射
14.5	样本定量	数值	v1: 直接映射
14.6	单位	文本	v1: 直接映射
14.7	样本入库日期	YYYY-MM-DD	v1: 直接映射
14.8	样本出库日期	YYYY-MM-DD	v1: 直接映射
14.9	样本存储位置	文本	v1: 直接映射
14.10	出库样本编号	文本	v1: 直接映射

二、炎症性肠病标准核心数据集

55检